張繼禹 編撰

道藏養生

玉溪道人 閔智亭章

華夏出版社

第九編　服餌養生

【提要】服餌，亦稱服食，是指服用特定的食物或藥物以求得長生不老。道教服食養生之術，伴隨着道教興衰演變的歷史，經歷了曲折的發展變化。早期服食術，主要服用一些據説具有長生不死作用的草木食物或藥物，秦皇漢武海上求仙藥的故事，大抵反映了這段史實。道教服食草木藥的盛行，雖然没有找到長生不死之藥，但在客觀上却推動了對草木藥性的認識和研究，尤其是對一些補益藥物功效的認識，極大地豐富了中醫本草學的内容，同時由於所服藥物的組合搭配，積累了大量的草木服食方，也促進了中醫方劑學的發展。

魏晉之後，服石成風。先是服用雲母、丹砂等礦石藥，後來進而燒煉鉛汞以求得金丹大藥，使道教服食畸型發展，成為隋唐時期的頽風。由於礦石金丹的毒性，導致不少人服石身亡，慘痛的教訓終於使人們認清了金丹大藥致死的危害，以致外用服食在唐以後迅速衰微，最終沉寂並退出歷史。礦石丹藥雖然没有給人類帶來實際意義上的延年作用，但在客觀上却起到促進中國古代冶煉技術的提高，推動了古代化學的發展。

一　草木服餌方

服食茯苓方

茯苓方：

茯苓削去黑皮，擣末，以醇酒於瓦器中漬，令足淹。又瓦器覆上，密封塗。十五日發，當如餌食，如博棊，日三。亦可屑服方寸匕。不飢渴，除病延年。

（《上清經斷穀法》）

茯苓又方：

茯苓十斤去皮，酒漬密封之，十五日出之，取服如博棊，日三，亦可屑服方寸。凡餌茯苓皆湯煮四五沸，或以水漬六七日。

茯苓酥方：

茯苓五斤，灰汁煮十遍，漿水煮十遍，清水煮十遍　松脂五斤，煮如茯苓法，每次煮四十遍　生天門冬五斤，去心皮，曝乾作末　牛酥三斤，煉三十遍　白蜜三斤，煎令沫盡　蠟三斤，煉三十遍

右六味，各擣篩，以銅器重湯上。先納酥，次蠟，次蜜。消訖，納藥，急攪之勿住，務令大均，納瓷器中，密封之勿泄氣。先一日不食，欲不食先須吃好美食令極飽，然後絶食。即服二兩，二十日後服四兩，又二十日後八兩，細丸之，以嚥中下爲度。第二度以四兩爲初，二十日後八兩，又二十日二兩。第三度服以八兩爲初，二十日二兩，二十日四兩。合一百八十日。藥成自後服三丸將補，不服亦得。恒以酥蜜消息之，美酒服一升爲佳，合藥須取四時王相日，特忌刑殺。

茯苓膏方：

茯苓净去皮　松脂二十四斤　松子仁　柏子仁各二十斤

右四味皆依法煉之，松柏仁不煉，擣篩。白蜜二斗四升納銅器中，湯上微火煎一日一夕，次第下藥，攪令相得，微火煎七日七夜止。丸如小棗，每服七丸，日三。欲絶穀頃服取飽，即得輕身明目不老。

（《備急千金要方》）

茯苓酥　主除萬病，久服延年方：

取山之陽茯苓，其味甘美；山之陰茯苓，其味苦惡。揀得之勿去皮，去皮刀薄切，曝乾，蒸令氣溜，以湯淋之。其色赤味苦。淋之不已，候汁味甜便止。曝乾擣篩，得茯苓三斗。取好酒大斗一石蜜一斗和茯苓末，令相得，納一石五斗瓮中，熟攪之百遍，密封之，勿令泄氣，冬月五十日，夏月二十一日，酥浮於酒上。接取酥，其味甘美如天甘露，可作餅大如手掌，空屋中陰乾，其色赤如棗。飢食一餅，終日不飢。此仙人度荒世藥，取酒封閉，以下藥，名茯苓酥。

（《千金翼方》）

服茯苓方：

茯苓粉五斤　白蜜三斤　柏脂七斤，煉法在後

右三味，合和丸如梧桐子，服十丸。飢者增數服之，取不飢乃止。服呑一丸，不復服穀及他果菜也，永至休糧。飲酒不得，但得飲水。即欲求昇仙者，常取杏仁五枚㕮咀，以水煮之爲湯，令沸，去滓，以服藥。亦可和丹砂藥中令赤服之。又若却欲去藥食穀者，取消石、葵子等熟治之，以粥服方寸匕，日一。四日内日再服。藥去，稍稍食穀葵羹，大良。

神仙服茯苓法方：

白茯苓五斤，去黑皮

右擣羅爲末，以熟絹袋盛，於三斗米下蒸之，以炊熟爲度，曝乾又蒸，如此三遍。取牛乳二斗和之，著銅器中，微火煮令如膏。用竹刀割，隨性飽食之。一服六年不飢，益氣力，光悦。後欲喫食，煮葵菜汁下却，即任食。忌食米醋。

又神仙服茯苓法方：

茯苓十斤，去皮，酒浸十五日，漉出，曝乾，細剉，擣羅爲末。每服三錢，以水調下，日三服。

神仙茯苓膏　若欲絶食，頓服令飽，即得絶之。久服輕身明目，不老復壯，髮白更黑，齒落重生，延年益壽法方：

白茯苓二十斤，蒸曝七遍　松脂十斤，鍊成者　松子五斤，取仁　柏子仁五斤

右件藥，擣羅爲末。用鍊了蜜二十斤和，拌勻，納銅器中，湯上微火煎之，一日一夕，攪令得所。每服，以温酒調下鷄子黄大。日三服。忌食米醋。

真人餌茯苓法方：

白茯苓三斤，細剉，以絹袋盛之，懸於甕中。用小麥細麪七斤，糯米五斗，炊爲爛飯，和麯末，經宿。入蜜一升，和令勻，人甕中，又經一宿。別炊糯米二斗投之，不得令熱，即密封其

甕口，春秋三七日，冬五七日，夏一七日，當出其藥袋。可隔宿不食，清旦取茯苓半斤服之。其酒即旋旋取飲之，勿令勝藥。若服此藥多時者，永不飢渴，無寒無熱，身如壁玉，令人身輕，走及奔馬，與天地相畢矣。其藥袋可懸於空中，勿令着甕底，繩繫袋頭，取木橫梔之，仍以紙密封。旋取服之，勿令洩氣。忌食米醋。

神仙餌茯苓方：

白茯苓十斤，削去黑皮，曬乾，擣羅爲末。以好酒於瓷甕中浸之，看酒淹得所，以瓦盆合之，以泥封定，勿洩其氣，候六十日開，如餳相似。每服，以溫酒調下如彈子大，日二服。如久服，延年不老神仙矣。忌食米醋。

神仙餌茯苓延年不老方：

白茯苓三斤，去皮，細切曬令乾　白菊花一斤半

右件藥，擣羅爲末，以鍊成松脂和圓，如彈子大。每服一圓，以酒化破服之，日再服。百日顔變異，肌膚光澤，延年不老。忌食米醋。

神仙餌茯苓，久服令人長生法方：

白茯苓二斤　桂心一斤

右件藥，擣羅爲末，鍊蜜和圓，如胡桃大，每服一圓，以溫酒化破服，日三服。忌食米醋。

神仙服茯苓麵方：

白茯苓五斤，去黑皮，細剉　甘草五兩，細剉

右件藥，以水六斗，先煎甘草至三斗，去滓澄清，却入釜中，納白蜜三升，好牛乳九升，相和，以慢火煎茯苓，令乳蜜汁盡，出之，及熱，按令散，揀擇去赤筋。又熟挼令如麵，陰令極乾。日四五度服之，初服三錢，以水調下，稍稍任性加之。忌食米醋物。

神仙凝雪膏方：

白茯苓三十六斤，剉，水煮一日　松脂二十四斤，鍊了者　松子仁十二斤

右件藥，擣羅爲末，以白蜜二碩四升，納銅器釜中，微火煎之，一日一夜，次第下藥，攪令相得，微火養之，七日七夜止。可圓即圓如櫻桃大。食前酒服七丸，日三服。若欲絶穀，頓服取飽，即不飢，輕身目明，老者還少，久服成仙矣。忌食米醋物。

神仙保精延駐，餌茯苓方：

白茯苓三十六斤　松脂二十四斤，鍊之者　鍾乳粉一斤

右件藥，擣羅爲末，以白蜜五斗，和攪令相得，納瓷器中盛，固口陰乾，百日出，更研之。每日空心及晚食前，酒調下二錢，服一劑大佳，不同餘藥。忌食米醋。

（《太平聖惠方》）

煉茯苓方：

右取茯苓上黨者，去黑皮，剉作塊如鷄子大，任多少置瓮中。其瓮近底，鑽作竅，以木塞之，即下水令没得藥。每兩日一換水，七日後數以筋導却水，即取茯苓蒸候熟，及熱出之，置

盤中揉搨，拾去脉膜控乾，乃入盆中，以木椎研極細，更下熟水攪和。先縫生絹爲袋，以藥汁傾袋中，以盆器盛汁，瀝盡餘滓更研，復取前汁攪渾，傾袋中如前法。候滓盡澄之，更傾去清汁，取稠汁納帛袋中垂瀝之，候水盡，取茯苓曝乾，是爲茯苓粉，可入諸藥。若不如此，即脉膜損人，令人夭折，或作瘦病。

茯苓散方　還精補腦，長生駐顔，神仙却老延年：

赤茯苓先用水煮三十沸，曝乾，四兩　菊花二兩　鍾乳取如鵝管蟬翼光明者，先入銀器中，放在五六斗釜中，乃添水於釜内九分，釜底燃火，令如魚目沸三復時，每一復時換水，净洗刷後添水，慢火煎令魚目沸，日足取出，入乳鉢内研極細，入水少許，更研如稀糊，乃取澄曝乾，更研如粉，一兩　雲母取黄白光明者，簇於大方磚上，以炭火七斤煅通赤，從旦至暮，取出去灰，擣羅爲末，入絹袋，於大盆中擺之按揉，令水内澄，取出曝乾，更研加粉，一兩　菖蒲九節者，米泔浸三復時，逐日換泔，日足切，曝乾　括蔞根　赤石脂研如粉，水飛過，曝乾更研　山茱萸微炒　防風去叉　牛膝　菟絲子酒浸三日，控乾，擣末　熟乾地黄焙　續斷　杜仲去粗皮炙　山芋　蛇牀子微炒　柏子仁　天雄炮裂，去皮臍　桂去粗皮　肉蓯蓉酒浸去皺皮，切焙　牡丹皮　人參　天門冬去心，焙　石斛去根節　白术　石長生去根節，微炙　牡蒙　附子炮裂，去皮臍　苦參　玄參水洗，麩炒焦　獨活去蘆頭　牡荆子　狗脊去毛　紫菀水洗去土，曝乾，炮裂　黄耆炙剉　澤瀉　甘草水蘸炙　芍藥　巴戟天去心　沙參　遠志去心，焙　石南葉暖水控乾，炙　牡蠣擣末，水和作團轉，飛取，曝乾各半兩

右四十四味，擣研羅爲散。每服一錢匕，温酒調下，日三服，空心日午近晚各一。二十日見效，四十五日諸疾并瘥，一年可還童。

大茯苓丸方　輕身不老，明耳目，强力：

白茯苓去黑皮　茯神抱木者去木　大棗　桂去粗皮，各一斤　人參　白术　遠志去心炒黄　細辛去苗葉　石菖蒲九節者，米泔浸三日，日換泔，切，曝乾，各十二兩　甘草八兩，水蘸劈破，炙　乾薑十兩，炮裂

右一十一味，擣羅爲末。煉蜜黄色，掠去沫，停冷拌和爲丸，如彈子大。每服一丸。久服不飢不渴。若曾食生菜果子、食冷水不消者，服之立愈。五臟積聚、氣逆心腹切痛、結氣腹脹、吐逆不下食，生薑湯下。羸瘦飲食無味，酒下。欲求仙未得諸大丹者，皆須服之。若不能絶房室，不能斷穀者，但服之。去萬病，令人長生不老。合時須辰日辰時，於空室中，衣服潔净，不得令鷄犬婦人孝子見之。

《聖濟總録》

太玄木神養神方：

茯苓末之爛研，青松葉水和煮之，惟茯苓碧緑色透爲度。曝乾以末，蜜和丸。日三服，如橡子大，清旦水下。通神不老，不飢辟穀，去五味。服之三百日，體生青毛，無寒暑，更加梨子，無暑。加浮萍，無寒矣。

《太玄寶典》

服食胡麻法方

延年益壽神方：

胡麻子好者擇治去否穢，蒸之如炊，須曝乾復蒸，九曝九蒸乃止。治下細篩，以白蜜丸，服如鷄子一枚，日三。

餌胡麻法：

取一斛，淘洗去上黑皮，令正白。蒸之一日，曝乾，磨之，擣之亦佳，溉釜中有五斗水復蒸之。令釜中有石許水，因下甑，瀉胡麻置木柈中，悉以石湯沃之。以麥糵一斗細擣，納中釀之，如作糖狀，卒時擠去糟煎之，三分餘一分，更置銅器中，浮湯上釜中，猛火無令沸絶，可九止。當如鷄子者三丸。服之百日，充益肌肉，鬢髮皆黑，耳目聰明。能長服之，命無窮矣。

胡麻膏：

胡麻膏一斗，薤頭三斤，微火上煎之，令薤焦黄，絞去滓，以酒服之，日中一升。百日以去服之，肌膚充盛，二百日老者更少，三百日延年益壽，久服神仙也。

真人絶穀餌巨勝方：

取巨勝一斛，蒸令熱氣周達，便曝之一日，凡九蒸九曝，合用九日訖，擣下篩，和以白蜜。服如鷄子一枚，日三。久久食穀自少，服之百日，百病自愈，洗水不著身。服之一年，玉女侍衛。若急用者，亦可一日三蒸三曝，三日凡合九蒸九曝，便可用矣。天陰者皆須日出，用一斛加茯苓三斤，合擣蜜和，服如上法，得力益速，能補精髓，漸漸自不飢，渴則飲水。

出外益體服食方：

取麻子五升，温湯漬浸之令開口，去皮，羊脂二斤合麻子中仁，微火煎熟。食飽爲度，渴飲水，欲飲自在，更合如前。麻者五穀之長，可以知萬物，通神明。七月七日，取麻勃一升，真上黨人參半斤，合擣并蒸，使氣出遍，服一刀圭，無不驗矣。

欒子長煉胡麻膏方：

以二斗膏一斗水合二升，薰陸香二升、沉香屑二兩合煮，令水盡，唯餘膏在，劑其屑。日以酒服五合，百日玉女侍之神效，五百日神仙至迎人去。

欒子長服胡麻法：

熬胡麻一斗令香，擣爲屑，令如粉，囊盛納五斗酒中，封泥二十日，以酒服胡麻膏也，屑亦可服。

（《太上靈寶五符序》）

服食巨勝：

胡麻服黑者取無多少，簸治，蒸之令熱氣周遍，如炊頃便出曝。明旦又蒸曝，凡九過，止。烈日亦可一日三蒸曝，三日凡九過，燥訖。以湯水微沾於臼中，擣使白，復曝燥，簸去皮。熬使香，急手擣下粗篩。隨意服，日二三升。亦可以蜜丸，丸如鷄子，日服五枚。亦可飴和之，亦以酒和服，稍稍自減。百日無復病，一年後身面滑澤，水洗不著肉，五年水火不害，行及奔馬。《抱朴子》云：江東本無此方，惠帝永安元年甲子歲洛亂，人得之。余以永興二年八月一日寓以爲要秘。

（《太清經斷穀法》）

胡麻湯：

其湯法取上好巨胜三大升，去皮，九蒸九曝；又取上好茯苓三兩，細杵爲末。先下巨勝

末煎三兩沸，次下茯苓末又煎數沸，即入少酥蜜。渴即飲一兩盞。

（《太清中黃真經》）

烏麻方：

取黑皮真檀色者烏麻，隨多少，水拌令潤，勿過濕，蒸令氣遍，即出下曝之使乾。如此九蒸九擣，去上皮，未食前和水若酒服二方寸匕，日三。漸漸不飢絶穀，久服百病不生，常服延年不老。

（《備急千金要方》）

服麻子法：

《大清經》云：麻子二升，大豆一升，各熬之，合則熟香美，去皮，磯令下篩，擣麻子，令下篩合和，使相得。服一升，日三。水漿無在，務令寒能久之，冬不寒，夏不暑，顏色光澤，氣爲百倍，走及駟馬，時人命盡己獨長在。服之，令恒耳。

（《醫心方》）

神仙餌胡麻法：

胡麻一碩。淘去上黑皮令白。蒸之一日，曝乾，擣碎。釜中用水一碩五斗，又蒸之。令釜中有一碩許水，便傾胡麻置一甕中，盡釜中湯潑之。以麥蘗一斗擣，納甕中釀之，如作糖法。兩法時盡，去却糟煎之。三分餘一分，更盛置銅器中，坐一釜湯中，猛火煮之，令稠，瓷甕內貯之，每服，如鷄子大三丸。服百日，充益肌肉，鬢髮黑，耳目聰明，能長服之，壽命無窮。

神仙餌胡麻膏，益壽延年，老人復少方：

胡麻膏一斗　韮頭一斤

右二味相和，慢火煎令韮焦黃，去韮。每日温酒調下二合。服之百日，去皯黯，肌膚充盈；二百日老者復少；三百日延年益壽；久服不已，長生。

神仙餌胡麻，延年駐壽方：

胡麻子三斗，簸揀令浄，一如炊飯法蒸，曝乾復蒸，九遍止，微舂去黑皮

右擣羅爲末，鍊蜜和丸，如鷄子大。每服一丸，以酒化服，久令人身輕矣。

樂子長餌胡麻膏方：

胡麻膏一斗　薰陸香二斤，以水五斗洗取屑，入膏中同煎

右二味相和，以慢火煎令水盡，濾去滓，盛於不津器中。每日以温酒調服二合。百日玉女侍之，神效；五日神仙迎人，去道之近。

神仙服胡麻，延年不老方：

胡麻五斗，色紫黑者，右以水淘去浮者不用，漉乾，便上甑，蒸令氣逼，溜出之，曝乾，以少許水拌令潤，又上蒸之氣逼，又下曝乾，如此九度，後去黑皮令浄，擣羅爲末。每日空心，以温酒調下三錢，日晚再服，漸自不飢，除愈百病，長年不老，便欲辟穀亦得，勤而服之，成真人矣。

神仙餌胡麻法，服之百日，能除一切痼疾，至一年身面光澤不飢，三年水火不能害，行及奔馬，久服長生。生上黨者尤佳。

胡麻三斗，淨淘上甑蒸之令氣遍出，曝乾，以水酒拌又蒸，如此九遍，上以揚去皮，簸令淨，炒令香

右擣羅爲末，鍊蜜和丸，如彈子大。每服一丸，以温酒化破服。忌毒魚生菜犬肉。若欲下之，煮葵葉汁服之，即下。

神仙服胡麻粉法方：

胡麻一斗，淨簸揀，蒸一炊久，出曝乾，又蒸，凡九蒸九曝了。微擣去皮，炒令香，更簸取四升，用地黄汁溲爲劑，却曬乾

右件細羅爲散。每服，以温酒調下三錢，日三服，十日外即覺有效。若七十老人服百日外，肌肉還如少時，亦能絶穀，數試有驗。

神仙服胡麻法方：

胡麻三斗，肥者，揀擇使淨，於微火上熬令香，及熱攤之，擣令細。和白蜜三升，攪令相得；安金銀或銅器中，又安置釜口上，着水重煎，以柳木篦攪，勿令著底，視藥消硬，乃出之。用柏木杵即擣三萬杵，丸如梧桐子大。每服三十丸，以酒若水下，食前服之。服盡一劑，腸化爲筋，不畏寒熱，面如童顔，頭髮白更黑，齒落重生，耳目聰明，後天不老。如食酒肉五辛，取藥一丸，丸如胡桃大，咀嚼，以口中津液下之，服盡一劑，更不衰老，駐流年，補骨髓，强志充肌膚，美顔色，百無所忌。此藥當以臘月頓合，留合之時，不用見喪孝産穢鷄犬等，清淨室內，和合若有犯穢，服無所效。大有功力，不能具述，服者當自知爾。

真人絶穀餌巨勝，除痺益精，補髓壯氣力方：

巨勝一石，揀擇令淨，上甑蒸令氣遍下，曝令乾。如此九遍

右件擣羅爲末，鍊蜜和丸，如彈子大。每服一丸，以温酒化破服之，日三服。食穀者自然斷之，百日病愈，水洗不着身，服之一年，玉女侍衛。一碩巨勝，加茯苓二升，合擣羅爲末，蜜和如上法服之，得力益著，漸自不渴不飢，神仙，秘之。

神仙服巨勝，絶穀不食，令人顔色悦澤，氣力百倍，時人命盡，我身獨存，秋冬不寒，春夏不熱，百病立愈，可得神仙方：

巨勝二斗　黑豆五升，炒去黑皮用

右件藥，擣細羅爲散，每服五錢，以漿水調下，日三服，無所忌。亦可鍊蜜和丸，如彈子大。每服一丸，以漿水化破服之，日三服，漸自不飢，顔色美好，若渴，但飲水，勿食他物，即便飢矣。

神仙服巨勝丸方：

巨勝子四兩　覆盆子　巴戟　天雄炮裂去皮臍　酸棗仁　甘菊花　白茯苓　薯蕷　桂心以上各二兩　天門冬三兩，去心焙　熟乾地黄三兩

右件藥，擣羅爲末，鍊蜜和丸，如梧桐子大。每服，空腹以温酒下三十丸，任意加之。

神仙延年輕身，巨勝散方：

巨勝一斗二升，去黑皮　白茯苓半斤　澤瀉二兩

右件藥，擣細羅爲散。每服一合，水調服之。日二服，令人身輕長生，久服絶穀。

陶隱居餌巨勝茯苓丸方：

巨勝一石，九蒸九曝，去黑皮熬之令香，蒸熟於臼中急擣爲末，仍以疏馬尾羅之，冷擣便總如脂，羅不出也　白茯苓三斤，去黑皮，剉如鷄頭大，用水煮十餘沸，漉出令乾

右件藥，擣羅爲末，鍊蜜和丸，如鷄子大。每服，以温水化破一丸，日三服爲準。

（《太平聖惠方》）

胡麻半斤　…、雲母粉各一兩，同

右一味，揀去土，研碎，以米醋三升，瓷器中煮盡醋後，入茯苓

丸如梧桐子大。每服二十丸，甘泉水下，不拘時候。

益壽延年，去客熱，胡麻散方：

胡麻子　白茯苓去黑皮　生乾地黃焙　天門冬去心焙，各八兩

右四味，擣羅爲細散。每服方寸匕，食後温水調下。

（《聖濟總録》）

神仙巨勝丸方　輕身壯陽，却老還童，去三尸，下九蟲，除萬病：

巨勝酒浸一宿，九蒸九曝　牛膝酒浸，切焙　巴戟天去心　天門冬去心，焙　柳桂去粗皮　熟乾地黃焙　酸棗仁　覆盆子　菟絲子酒浸，別擣焙乾　山芋　遠志去心　菊花　人參　白茯苓去黑皮，各一兩

右一十四味，揀擇净，擣羅爲末，煉蜜爲丸，如梧桐子大。每服，空心温酒下二十丸。服一月，身輕體健，萬病不侵。

（《遵生八箋》）

食胡麻秘方：

用上黨胡麻三斗，淘净甑蒸，令氣遍自乾，以水淘去沫，再蒸，如此九度，以湯脱去皮，簸净，炒香爲末，白蜜或棗膏丸，彈子大。每温酒化下一丸，日三服。忌毒魚狗肉生菜。服至百日，能除一切痼疾，一年身面光澤不飢，二年白髮還黑，三年齒落更生，四年水火不能害，漸入仙境，五年行及奔馬，輕身不老矣。

（《成仙秘方五十種》）

服食天門冬法方

天門冬煎方　治虚勞百病、心下懸飲不能食，止渴，令人肥，永不老方：

用天門冬二百斤、生地黃一百斤，皆净洗擣絞取汁，澄取上清門冬汁一斛、地黃汁五斗，合於銅器中，微火上煎之，令得五六斗。畢，納白蜜四斗，湯上煎之，攪不離手，晝夜數日，令可丸。服如鷄子一枚，日三，亦可以酒和服之。十日則知效矣。地黃、門冬不可頓得，稍取恐先者敗，以土藏之。

天門冬又方：

天門冬三斛，剥去皮，好滲之，擣絞取汁，令得一斛，微火上煎之，令得五斗許汁，納白

右件藥，搗細羅為散。每服一合，水調服之。日三服，令人身輕長生，久服通靈。

闇居須巨勝茯苓丸方：

巨勝一石，九蒸九曝，去黑皮，蒸之令香，蒸熟於日中曝搗為末，仍以細羅羅之，令極細如脂，藥不出也 白茯苓二斤

右件藥，搗羅為末，煉蜜和丸，如雞子大。每服，以溫水化破一丸，日三服為佳。

胡麻半斤 [illegible] 人參、甘草各一兩

右一味，揀去土，用好米醋三升，於瓷器中蒸盡醋後，入[illegible]

丸如梧桐子大。每服二十丸，甘泉水下，不拘時候。

益壽延年，去客熱，胡麻散方：

胡麻子、白茯苓去黑皮、生乾地黃焙、天門冬去心，焙，各八兩

右四味，搗羅為細散。每服方寸匕，食後溫水調下。

神仙巨勝丸方：輕身壯陽，[illegible]還童，去三尸，下九蟲，除萬病。（《聖濟總錄》）

巨勝酒浸一宿，九蒸九曝 牛膝酒浸，切，焙 巴戟天去心 天門冬去心，焙 肉桂去粗皮 熟乾地黃焙 酸棗仁

覆盆子酒浸，焙乾 山芋 遠志去心 菊花 人參 白茯苓去黑皮，各一兩

右二十四味，搗羅為末，煉蜜為丸，如梧桐子大。每服，空心溫酒下三十丸。服

一月，身體輕健，萬病不侵。（《[illegible]》）

食胡麻秘方：

用上黨胡麻三斗，淘淨甑蒸，令氣遍，日乾，以水淘去沫，再蒸，如此九度，以湯脫去皮，

簸淨，炒香為末，白蜜或棗膏丸，彈子大。每溫酒化下一丸，日三服。忌毒魚、狗肉、生菜。服至

百日，能除一切痼疾；一年身面光澤不飢；二年白髮返黑；三年齒落更生；四年水火不能害；

[illegible]五年行及奔馬，輕身不老矣。（《[illegible]》）

服食天門冬法方

天門冬煎方：治虛勞百病，心下邪氣，不能食，止渴，令人肥，不老方：

用天門冬二百斤，生地黃一百斤，皆淨洗搗絞取汁，濾取上清天門冬汁一斛，地黃汁五

斗，合於銅器中，微火上煎之，令得五六斗。畢，納白蜜四斗，湯上煎之，攪不離手，晝夜數

日，令可丸。服如雞子一枚，日三，亦可以酒和服之。十日則知效矣。地黃、門冬不可頓得，

稍取服，盡者取，以土藏之。

天門冬又方：

天門冬二斛，削去皮，搗絞取汁，令得一斛，微火上煎之，令得五斗許，納白

蜜一斗，胡麻熬之令香色黃成末二斗投中，攪之勿息，伺視令剛止，以大豆屑餅之，令方圓三寸厚半寸。日服一枚，百日以後，肌膚潤澤，白髮更黑，齒落更生，延年無窮。服門冬此法最妙。

《太上靈寶五符序》

天門冬方：

乾天門冬十斤，杏仁半升，擣末，蜜溲。服方寸匕，日三夜一。甘始所服，名曰仙人糧。

《上清經斷穀法》

天門冬方：

天門冬曝乾，擣下篩。食後服方寸匕，日三。可至十服。小兒服尤良。與松脂若蜜丸服之益善，惟多彌佳。

《備急千金要方》

服天門冬丸方：

凡天門冬苗作蔓有鈎刺者，是採得當以酢漿水煮之，濕去心皮，曝乾擣篩，以水蜜中半和之，仍更曝乾。又擣末，水蜜中半和之。更曝乾，每取一丸含之。有津液，輒嚥之。常含勿絕，行亦含之。久久自可絕穀。禁一切食，惟得吃大麥。

《千金翼方》

神仙服天門冬，强筋髓，駐容顏法。天門冬，一名顛棘，生奉高山，在東嶽名淫羊藿，在中嶽名天門冬，在西嶽名管松，在北嶽名無不愈，在南嶽名百部，在京陸山阜名顛棘，雖處有其名各異，其實一也，在北嶽地陰者佳。

天門冬二十斤，細剉陰乾

右擣爲末，每服三錢，以酒調下，日五六服。二百日後，治泰拘急者緩，羸劣者强，三百日身輕，二年走及奔馬，與煉成松脂蜜丸益善，唯多服彌佳，忌食鯉魚。

神仙服天門冬餅子法　治虛勞絶傷，年老衰損，羸瘦，偏枯不起，風濕不仁，冷痹，心腹積聚，惡瘡癰腫，癩疾，重者遍身膿壞，鼻柱敗爛，服之皮脱蟲出，肌肉如故，此無所不治。亦治陰萎，耳聾目暗，久服白髮變黑，齒落重生，延年，入水不濡，一年心腹痼疾並皆去矣，令人長生，氣力百倍。

天門冬一石，擣取汁三斗　白蜜二升　胡麻末，四升，微炒

右件藥，於鍋內先煎天門冬汁，至一斗，便入白蜜，并胡麻末，攪令得所，更入黑豆黃末，和捏爲餅子，徑三寸，厚半寸。每一枚，嚼爛，温酒下，日三服。忌食鯉魚。

神仙服天門冬法：

如居山遠行，辟粒不飢，服至十日，身輕目明，二十日百病愈，顏色如花，三十日髮白更黑，齒落重生，四十日行及奔馬，百日服之延年矣。

天門冬二斤　熟乾地黃一斤

右件藥，擣羅爲末，鍊蜜和丸，如彈子大。每服三丸，以温酒化破服之，日三服。忌食鯉魚。

神仙餌天門冬法，令人長生不老，氣力百倍，病久虛羸，風濕不仁，心腹積聚，男子婦

右件藥，擣細羅爲散。每服一合，水調服之。日二服，令人身輕長生，久服絶穀。

陶隱居餌巨勝茯苓丸方：

巨勝一石，九蒸九曝，去黑皮熬之令香，蒸熟於臼中急擣爲末，仍以疏馬尾羅之，冷擣便總如脂，羅不出也　白茯苓三斤，去黑皮，剉如鷄頭大，用水煮十餘沸，漉出令乾

右件藥，擣羅爲末，錬蜜和丸，如鷄子大。每服，以温水化破一丸，日三服爲準。

《太平聖惠方》

延年返老，補填骨髓，保固三田，胡麻丸方：

胡麻半斤

右一味，揀去土，研碎，以米醋三升，瓷器中煮盡醋後，入茯苓、人參、雲母粉各一兩，同丸如梧桐子大。每服二十丸，甘泉水下，不拘時候。

益壽延年，去客熱，胡麻散方：

胡麻子　白茯苓去黑皮　生乾地黄焙　天門冬去心焙，各八兩

右四味，擣羅爲細散。每服方寸匕，食後温水調下。

《聖濟總録》

神仙巨勝丸方　輕身壯陽，却老還童，去三尸，下九蟲，除萬病：

巨勝酒浸一宿，九蒸九曝　牛膝酒浸，切焙　巴戟天去心　天門冬去心，焙　柳桂去粗皮　熟乾地黄焙　酸棗仁　覆盆子　菟絲子酒浸，別擣焙乾　山芋　遠志去心　菊花　人參　白茯苓去黑皮，各一兩

右一十四味，揀擇净，擣羅爲末，煉蜜爲丸，如梧桐子大。每服，空心温酒下二十丸。服一月，身輕體健，萬病不侵。

《遵生八箋》

食胡麻秘方：

用上黨胡麻三斗，淘净甑蒸，令氣遍自乾，以水淘去沫，再蒸，如此九度，以湯脱去皮，簸净，炒香爲末，白蜜或棗膏丸，彈子大。每温酒化下一丸，日三服。忌毒魚狗肉生菜。服至百日，能除一切痼疾，一年身面光澤不飢，二年白髮還黑，三年齒落更生，四年水火不能害，漸入仙境，五年行及奔馬，輕身不老矣。

《成仙秘方五十種》

服食天門冬法方

天門冬煎方　治虚勞百病，心下懸飲不能食，止渴，令人肥，永不老方：

用天門冬二百斤、生地黄一百斤，皆净洗擣絞取汁，澄取上清門冬汁一斛、地黄汁五斗，合於銅器中，微火上煎之，令得五六斗。畢，納白蜜四斗，湯上煎之，攪不離手，晝夜數日，令可丸。服如鷄子一枚，日三，亦可以酒和服之。十日則知效矣。地黄、門冬不可頓得，稍取恐先者敗，以土藏之。

天門冬又方：

天門冬三斛，剥去皮，好滲之，擣絞取汁，令得一斛，微火上煎之，令得五斗許汁，納白

人，年八十歲，服之皆有益方：

天門冬（二十斤，常以七月、八月、九月採其根，亦云正月採之，過此無味也，净洗曝令乾）

右件藥，擣羅爲末。每服三錢，以酒調下，日三服。若能採其濕者，擣汁釀酒，用調其散服益善，久服令人入水不濡，與天相畢，久久通神明，老還少容，白髮再黑，齒落重生，肌膚光澤，耳目聰明。服之不止，昇於上清。忌食鯉魚。

《太平聖惠方》

天門冬膏　去積聚風痰廣疾，三蟲伏尸，除瘟疫，輕身益氣，令人不飢，延年長壽。

天門冬（不拘多少，皮去心去，根須洗净）

右件擣碎，布絞取汁，澄清濾過，用磁器砂鍋，或錫器，慢火熬膏。每服一匙，空心，温酒調下。

《遵生八箋》

服食黄精法方

黄精方：

黄精細切，一石，以水二石五升，一云六石，微火煮。旦至夕，熟，出使冷，手挼碎，布囊榨取汁煎之，滓曝燥擣末，合向釜中煎熬，可爲丸如鷄子。服一丸，日三服。絶穀，除百病，身輕健，不老，少服而令有常，不須多而中絶，渴則飲水。云此方最佳，出《五符》中。

《上清經斷穀法》

黄精膏方：

黄精一石，去鬚毛，洗令净潔，打碎蒸，令好熟，押得汁，復煎去上游水，得一斗；納乾薑末三兩、桂心末一兩，微火煎之，看色郁郁然欲黄，便去火待冷，盛不津器中，酒五合和。服二合，常未食前，日二服，舊皮脱，顏色變光，花色有異，鬢髮更改。欲長服者，不須和酒，内生大豆黄，絶穀食之，不飢渴，長生不老。

《備急千金要方》

服黄精成地仙方：

黄精者，是芝草精也，一名萎蕤，一名仙人餘糧，一名苟格，一名勉竹，一名免子，一名重樓，一名垂珠，一名馬箭，一名白及。黄精其葉如竹，其莖如桃。其花白，四月莖長五六尺，本黄末赤，其花如小豆，其實如黍，其根似薑。昔隨羊公神仙，常服此藥，與天地相畢。恒以二月採根，入地八九寸爲上。取一碩五斗，净洗細切，以水二碩五斗，煮令苦味盡，漉出，以布袋内壓取汁，澄清，再煎如膏即止。然後炒黑豆黄，擣羅爲末，相和得所，捏爲餅子，如錢許大。每服二枚，日漸加之，百日知驗也。一年内即變老爲少，氣力倍增。

真人餌黄精方：

貢精細切一碩，水一碩五斗，漬之一宿，以慢火煮半日。勿令沸，絞取汁五斗，復於銅器中煎之，可餘三斗許，納蜜五升，松脂成煉者三斤，熱攪，可丸乃止，丸如彈子大。每服，以温酒化破一丸服之，日三服。三十日不復飢，長生不死。

蜜一斗，胡麻熬之令香色黄成末二斗投中，攪之勿息，伺視令剛止，以大豆屑餅之，令方圓三寸厚半寸。日服一枚，百日以後，肌膚潤澤，白髮更黑，齒落更生，延年無窮。服門冬此法最妙。

《太上靈寶五符序》

天門冬方：

乾天門冬十斤，杏仁半升，擣末，蜜溲。服方寸匕，日三夜一。甘始所服，名曰仙人糧。

《上清經斷穀法》

天門冬方：

天門冬曝乾，擣下篩。食後服方寸匕，日三。可至十服。小兒服尤良。與松脂若蜜丸服之益善，惟多彌佳。

《備急千金要方》

服天門冬丸方：

凡天門冬苗作蔓有鈎刺者，是採得當以酢漿水煮之，濕去心皮，曝乾擣篩，以水蜜中半和之，仍更曝乾。又擣末，水蜜中半和之。更曝乾，每取一丸含之。有津液，輒嚥之。常含勿絶，行亦含之。久久自可絶穀。禁一切食，惟得吃大麥。

《千金翼方》

神仙服天門冬，强筋髓，駐容顔法。天門冬，一名顛棘，生奉高山，在東嶽名淫羊藿，在中嶽名天門冬，在西嶽名管松，在北嶽名無不愈，在南嶽名百部，在京陸山阜名顛棘，雖處有其名各異，其實一也，在北嶽地陰者佳。

天門冬二十斤，細剉陰乾

右擣爲末，每服三錢，以酒調下，日五六服。二百日後，治泰拘急者緩，羸劣者强，三百日身輕，二年走及奔馬，與煉成松脂蜜丸益善，唯多服彌佳，忌食鯉魚。

神仙服天門冬餠子法　治虚勞絶傷，年老衰損，羸瘦，偏枯不起，風濕不仁，冷痹，心腹積聚，惡瘡癰腫，癩疾，重者遍身膿壞，鼻柱敗爛，服之皮脱蟲出，肌肉如故，此無所不治。亦治陰萎，耳聾目暗，久服白髮變黑，齒落重生，延年，入水不濡，一年心腹痼疾並皆去矣，令人長生，氣力百倍。

天門冬一石，擣取汁三斗　白蜜二升　胡麻末，四升，微炒

右件藥，於鍋内先煎天門冬汁，至一斗，便入白蜜，并胡麻末，攪令得所，更入黑豆黄末，和捏爲餠子，徑三寸，厚半寸。每一枚，嚼爛，温酒下，日三服。忌食鯉魚。

神仙服天門冬法：

如居山遠行，辟粒不飢，服至十日，身輕目明，二十日百病愈，顔色如花，三十日髮白更黑，齒落重生，四十日行及奔馬，百日服之延年矣。

天門冬二斤　熟乾地黄一斤

右件藥，擣羅爲末，鍊蜜和丸，如彈子大。每服三丸，以温酒化破服之，日三服。忌食鯉魚。

神仙餌天門冬法，令人長生不老，氣力百倍，病久虚羸，風濕不仁，心腹積聚，男子婦

神仙餌黄精方：

黄精十斤，净洗，蒸令爛熟　白蜜三斤

右件藥相和，擣一萬杵，丸如梧桐子大，每服，以温酒下三十丸，日三服，久服神仙矣。

（《太平聖惠方》）

神仙餌黄精延年法：

黄精生者，擣取汁三斗，於銀鐺中煎之，令可丸，即丸如鷄子黄大。每日食前，食一枚。三十日不知飢，服之百日，行及奔馬，延年駐景，顔色不衰爾。

（《太平聖惠方》）

《食療》餌黄精法：

餌黄精，能老不飢。其法可取瓮子，去底，釜上安置令得所，盛黄精令滿，密蓋蒸之，令氣溜，即曝之。第二遍蒸之亦如此，九蒸九曝。凡生時有一碩，熟有三四斗。蒸之若生，則刺人咽喉。曝使乾，不爾，朽壞。其生者，若初服只可一寸半，漸漸增之，十日不食能長服之，止三尺五升，服三百日後，盡見鬼神，餌必昇天。根葉花實，皆可食之，但相對者是，不對者，名偏精。

（《醫方類聚》）

萬病黄精丸方：

黄精十斤，净洗，蒸令爛熟　白蜜三斤　天門冬三斤，去心，蒸令爛熟

右三味，拌和令勻，置於石臼内，擣一萬杵。再分爲四劑，每一劑再擣一萬杵，過爛取出，丸如梧桐子大。每三十丸，温酒服下，日三，不拘時服。延年益氣，治療萬病。

（《遵生八箋》）

太玄草神生神方：

黄精九兩，九蒸九曝，研爲膏，以青黛一兩和之，銅器重湯煎之，色如碧玉，爲丸櫻桃大。每服一丸，而東水下，七日神全，七七日真神生。

（《太玄寶典》）

服食地黄法方

地黄方：

生地黄五十斤擣之，絞取汁，澄去滓，微火上煎，減過半，納白蜜五升，棗脂一升，攪之令相得，可丸乃止。服如鷄子一枚，日三，令人肥白。

（《備急千金要方》）

神仙服地黄，延年不老方：

右取地黄净洗，隨多少，擣絞取汁，煎令小稠，納白蜜更煎，令可丸即丸，如梧桐子大。每日食前，以温酒下三十丸，日三服。如此十年，白髮再黑，力如二十時，令人多子，神效無比。

服地黄延年法：

生地黄不限多少，肥者陰乾

右擣羅爲末，鍊蜜和爲丸，如梧桐子大。每服，以温酒下三十丸，日三服。百日顔如桃

花，服三年，令人長生不死。

肥地黄成神仙法：

生地黄五十斤，擣絞取汁

右於銀鐺内，以慢火煎之，減半，入白蜜二升，青州棗肉一斗，相和，攪令得所，爲丸如彈子大。每服一丸，以温酒研破服之，日三服，填骨髓，益氣力，變白髮，延年壽。忌陳臭物。

神仙服地黄寶，延年益壽方：

地黄寶不限多少

右常以四月採取，陰乾，擣羅爲末。每服一錢，以水調下，日三服，令人長壽。

神仙餌地黄，治病長生方：

生地黄十斤，擘碎，於一大銅器上安炊箪，箪上安地黄，入甑蒸之，汁當下流入於銅器中，候銷地黄汁盡，即止。時銅器内汁，置於重湯中煎之，可丸即丸，如半鷄子大。每服一丸，以温酒化破服之，日三服。服之百日，與天地相保。白子高從太上傳授此方。

（《太平聖惠方》）

太玄草氣生氣方：

地黄收之得多，則蒸之極爛，研出滓，取膏汁，雜以海鹽十分之一。勿與婦人服，血妄行也而成疾。男子生虚弱，服之七丸，如麻子大，清水下。七日氣盛，如嬰童，大有益耳。

（《太玄寶典》）

服地黄秘方：

地黄根净洗擣絞汁，煎令稠，入白蜜更煎，令可丸，丸如梧子大。每晨温酒送下三十丸，日三服。亦可以青州棗和丸。或别以乾地黄末，入膏丸服，亦可。百日面如桃花，三年身輕不老，久久服之長生不老而成仙也。昔楚文子服地黄八年，夜視有光。或以生地黄十斤洗净，擣壓取汁，鹿角膠一斤半，生薑半斤絞取汁，蜜二升，酒四升，文武火煮地黄汁數沸，即以酒研紫蘇子四兩取汁，入煎一二十沸，下膠化，下薑汁蜜，再煎，候稠，瓦器盛之。每空心酒化一匙，與前丹同服，可長生不老也。

（《成仙秘方五十種》）

熟地膏方：

熟地黑色入腎，味厚滋陰，填精補髓，益壽延年，真乃培元固本之聖藥也。但熬煉務要得法，最恐藥器相反，損其功效，何有益也。預製此膏，器用鉛罐，火候文武，不惜工价，如法修合，如桴應鼓，不誤病症。早晨用黄酒冲服三、五茶匙，白開水亦可，男子陰虚盜汗，婦人血虚發熱并治，神效。熟地，十六兩。用水煎透，煉蜜收膏。

（《清宫秘方大全》）

服食枸杞法方

服枸杞，養神延年不老仙方：

枸杞不限多少，常以十一月、十二月、正月採根，二月、三月採莖，四月採葉，五月、六月採花，七月、八月、九月、十月收子。以上

採收者並陰乾

右擣羅爲散，每服二錢，以温酒調下，日三服。能治一切風，久服諸疾不生，可爲地仙矣。

《太平聖惠方》

枸杞煎方　明目駐顔，壯元氣，潤肌膚：

採枸杞子，不拘多少，去蒂，清水净洗，淘出控乾，用夾布袋一枚，入枸杞子在内，於净砧上椎壓，取自然汁。澄一宿去清，石器内慢火熬成煎，取出瓷器内收。每服半匙頭，温酒調下。久服大有益。如合時天色稍暖，其壓下汁，更不用經宿，其煎熬下，三兩年并不損壞，如久遠服，多煎下亦無妨。

《聖濟總録》

太玄木氣養氣方：

東方生風，風生木，木生萬物，故能生氣。木之生氣，枸杞是也。四時之精，各有所在。春採葉，夏採花，秋採子，冬採根。今人之用，惟四時取之以服，有十應。其真人洞天秘訣，四時各取採，候四季周足，净擇洗了，剉之，用糯米拌之，炊入瓮，藥一斤，米一斗，自冬至前下，驚蟄出之，已成黑金色，且服之。百日外，髭鬢如漆，色若處子，行步如飛，登山涉險，終日不倦，肌膚潤澤，目有神光。惟少思慮，絶愛慾爲上。

《太玄寶典》

金水煎　延長益壽，填精補髓，久服髮白變黑，返老還童。

枸杞子不拘多少，採紅熟者

右用無灰酒浸之，冬六日，夏三日。於砂盆研令極細，然後以布袋絞取汁，與前浸酒一同慢火熬成膏，於净磁器内封貯，重湯煮之。每服一匙，入酥油少許，温酒調下。

《遵生八箋》

服食枸杞根法方

枸杞根方：

枸杞根切一石，水一石二斗煮，取六斗澄清，煎服三升，以小麥一斗乾净擇，納汁中漬一宿，曝二，往反令汁盡曝乾，擣末，酒服方寸匕，日二。一年之中以二月八月各合一劑，終身不老。

《備急千金要方》

南嶽真人赤松子枸杞煎方：

枸杞根三十斤取皮别著，九蒸九曝，擣粉。取根骨煎之，添水可三石，後并煎之，可如稀餳，即入前粉和丸，丸如梧桐子。服之一劑，壽如百年。

《太上靈寶五符序》

服食枸杞葉法方

食枸杞葉秘方：

昔有異人赤脚大仙，傳地仙方於猗氏縣。一老人服之，壽百歲，行走如飛，面貌如童子，

輕身不老。方用枸杞葉陰乾，用無灰酒浸一夜，曬乾。四十九晝夜，取日精月華氣，待乾爲末，煉蜜丸，如彈子大。每早晚各用一丸，細嚼，以隔夜百沸湯下。

（《成仙秘方五十種》）

服食术法方

服术法：

成治术一石，净洗擣之。水二石，漬一宿，煮減半，加清酒五升重煮。取一石絞去滓，更微火煎熬，納大豆末二升，天門冬末一升，攪和丸如彈丸。旦服三丸，日一。或山居遠行代食，耐風寒，延壽無病。此崔野子所服法，天門冬去心皮也。

（《上清經斷穀法》）

服术法：

成治术一斛，清水潔洗令盛訖，乃細擣爲屑，以清水二斛合煮令爛。以絹囊盛絞取汁，置銅器中，湯上蒸之，納白蜜一斗。大乾棗去核熟細擣，令皮肉和會，取一斗又納术蜜之中，絞令相得如餔狀。日食如彈丸三四枚。一時百病除，二時萬害不傷，三時面有光澤，四時耳目聰明，三年顔如女子，神仙不死。

（《真誥》）

餌术方：

取生术削去皮，炭火急炙令熱，空肚飽食之。全無藥氣，可以當食。不假山糧，得飲水神仙。秘之勿傳。

（《千金翼方》）

服术方《大清經》云：服术，令人身輕目明，延年益壽，顏色光澤，髮白更黑方：

取术好白者，刮去皮，令净，末，下篩，若以酒漿服方寸匕，後食，日三。常使相繼，老而更少，氣力充盛。弘農人劉景伯服之不廢，壽六百歲。八月取之甚好。服术禁食桃。或方云：涓子採术法：但取术擇畢，熟蒸，以釜下湯淋得汁煎之，令如淳染止，不雜他物，經年不壞，隨人之多少，令人不老不病，久服不死。

神仙服术諸法：

二月三日，取根，曝乾，净洗一斛，水三斛，煮減半，絞去滓，微火煎得五升，納酒二升，棗膏一升，飴三升，湯上煎可丸，服如鷄子一枚，日并，便利五臟不病，可以山居，行氣致神。

又法：

术二斛，净洗去皮，熟，擣，以水六斛煮之二日二夜，絞去滓，納汁釜中，取三升，黍米作粥合得二斛許，微火煎，又下膠飴十斤，此得六升，熟出，置案上曝燥，餅之如小兒餔狀，四萬斷之，合大如梳，日食三餅，不飢，輒輕身益壽不老。無所禁。

（《醫心方》）

神仙餌术法方：

术三斤　石菖蒲

右件藥，擣細羅爲散，每日空心，以水調下三錢，日晚再服。治百病，久服令人長壽。忌桃李雀肉。

神仙餌术法方：

术一碩，揀擇令净，搥碎

右從平旦裝入甑中，蒸至午時即止。以釜中湯淋三七遍，取汁，却入釜中，微火煎令可丸，即丸如彈子大。每服一丸，以温酒化破服之。日二服，治百病，輕身益氣，能去風寒，不飢渴，延年。忌桃李雀肉。

神仙术煎方：

右取术，新從山劚出者，不許多少，去苗净洗，木臼中熟擣，新布絞取汁，如此三兩遍，汁出盡爲度，於銀器或瓷器中，煎令如餳，即成矣。每旦，以温酒調服一合，隨性空喫尤佳。久服，輕身益氣，祛風寒，不飢渴，百病皆除。忌桃李雀肉。

（《太平聖惠方》）

服蒼术秘方：

取蒼术不計多少，米泔水浸三日，逐日换水。取出刮去黑皮，切片曝乾，慢火炒黄，細擣爲末。每一斤，用蒸過白茯苓半斤，煉蜜和丸，梧子大。空心卧時，熱水下十五丸。另用术末六兩，甘草末一兩，拌和作湯點，吞丸尤妙。其丸可由十五，漸增至一百丸，久之可與五嶽比肩也。忌桃李雀蛤等物。

（《成仙秘方五十種》）

白术膏方：

補脾滋腎，益氣化痰，兼理諸虚，飲食無味，精神短少，四肢無力，面色痿黄，肌肉消瘦，腰膝酸軟，脾濕下注，遺精白濁，虚損勞傷，并皆治之。每晨用米飲煎服三五錢。忌生冷，油膩，堅硬等物。白术十六兩，用水煎透，煉蜜收膏。

（《清宫秘方大全》）

服食松脂法方

松脂方：

百煉松脂下篩，以蜜和納筒中，勿令中風。日服如博棋一枚，博棋長二寸方一寸，日三。漸漸月別服一斤，不飢延年。亦可淳酒和白蜜如餳，日服一二兩至半斤。凡取松脂，老松皮自有聚脂者最第一；其根下有傷折處，不見日月者得之，名曰陰脂彌良。惟衡山東行五百里有大松，皆三四十圍，乃名脂。

（《備急千金要方》）

取松脂法：

斫取老枯肥松，細擘長尺餘，置甑中蒸之。滿甑，脂下流入釜中，數數接取脂，置水中凝之，盡更爲，一日可得數十斤。枯節益佳。

煉松脂法：

松脂二十斤爲一劑，以大釜中著水，加甑其上，涂際勿泄。加茅甑上爲藉，復加生土茅上，厚一寸，乃加松脂於上，炊以桑薪。湯減添水，接取停於冷水中凝，更蒸之如前法。三蒸畢，止。脂色如白玉狀。乃用和藥，可以圓菊花、茯苓服之。每更蒸易土如前法。以銅鑼承甑下脂，當入鑼中如膠狀。下置冷水中，凝更蒸。欲出銅器於釜中時，預置小繩於脂中，乃下停於水中凝之。復停於炭，須臾乃四過皆解，乃可舉也。盡更添水，以意斟酌其火，勿太猛，常令不絶而已。

煉松脂法：

薄淋桑灰汁，以煮脂一二沸，接取投冷水中引之凝。復更煮，凡十過，脂則成。若强者復以酒中煮三四過則柔矣。先食服一兩，日三。十日不復飢，飢更服之。一年後，夜如白日。久服去百病。禁一切肉鹹菜魚醬鹽等。

粉松脂法：

松脂十斤，丹黍灰汁煮沸，接置冷水中二十過，即末矣。亦可雜雲母粉丸，以蜜服之良。

服松脂法：

欲絶穀，服三兩。飢復更服，取飢而止，可至一斤。不絶穀者，服食一兩。先食，須藥力盡乃餘。食錯者即食不安而吐也。久服延年，百病除。

（《千金翼方》）

煉松脂方：

右取松脂，不拘多少，入釜中，添湯煮之，一炊久乃取，以新綿隔濾入冷水中，與人對引之。如此三十次，則成矣。

（《聖濟總録》）

服松脂法：

採上白松脂一斤，即今之松香，桑灰汁一石。先將灰汁一斗，煮松脂半乾，將浮白好脂，攙入冷水，候凝，復以灰汁一斗煮之。又取如上，兩人將脂團圓，扯長數十遍，又以灰汁一斗煮之，以十度煮完，遂成白脂。研細爲末，每服一匙，以酒送下，空心，近午，晚，日三服。服至十兩不飢，夜視目明，長年不老。

（《遵生八箋》）

服食松子法方

松子方：

七月七日採松子，過時即落不可得。治服方寸匕，日三四。一云一服三合。百日身輕，三百日行五百里。絶穀服陞仙。渴飲水，亦可和脂服之。若丸如梧桐子大，服十丸。

（《備急千金要方》）

服松子法：

治下篩，服方寸匕，日三四或日一升半升，能多爲善。二百日以上，日行可五百里。一

法：服松子不過三合。

松子丸　松子味甘酸，益精補腦。久服延年不老，百歲以上，顔色更少，令人身輕悦澤方：

松子，菊花等分，以松脂若蜜丸，服如梧子十丸，日三，可至二十丸。亦可散服二方寸匕，日三，功能與前同。

（《千金翼方》）

神仙餌松實方：

十月採松實，過時即落難收，去大皮，擣如膏。每服如鷄子大，日三服。如服及一百日，輕身，三百日，日行五百里。絶穀，久服陞仙。渴即飲水，亦可與錬了松脂同服之。

又方：

取松實仁，不以多少，擣爲膏。每於食前，酒調下三錢。日三服，即無飢渴，勿食他物，百日身輕，日行五百里，絶穀陞仙。

神仙益精補腦，久服延年不老，百歲以上顔色更少，令人身輕悦澤，松子丸方：

松子二斤取仁　甘菊花一斤爲末

右以松脂和擣千杵，入蜜，丸如梧桐子大。每服，食前以酒下十丸，日可三服，加至二十丸，亦可散服，功效如神。

（《太平聖惠方》）

還年復命，松實丸方：

松實和皮用　柏實净揀，各三斤　松脂揀成十斤　甘菊花五升

右四味，同擣羅爲細末，煉蜜和擣五六百下，丸如梧桐子大。每日食後午前，温米飲下二十丸，漸加至三十丸，服至百日不飢，顔色光潤。

（《聖濟總録》）

服食松葉法方

服松葉法：

脂松葉令人不老，身生毛皆緑色，長一尺，體輕氣香，還年變白。久服以絶穀不飢。渴飲水服松葉，亦可粥汁服之，初服如惡，久自便。亦可乾末，然不及生服。

（《千金翼方》）

服松葉方：

松葉

右於山澗高原處，採葉細切餐之，日服三合，令人不飢。乾擣末，日服五錢匕。酒飲下亦得。治百病，輕身益氣延年。

又方：

松葉向四時隨王方採之，可去地一丈者，剉如粟粒，曝乾，五斗

右一味，擣羅爲末，以好酒拌作餅子，暴乾，再擣羅爲散。每服五錢匕，以酒飲調服，日

去其苦汁，陰乾，擣羅爲末。以黑豆黄末，等分相和令匀。每服二合，以冷水調服，日三服。
高子良服此藥，得仙道。

神仙餌柏葉法，服之一年，百病除愈，服之三年，行及奔馬，久服令人身輕益氣力，耳目聰明，補骨髓，除風去冷，壽年千歲。

柏葉二十斤，四時採，周而復始，右以水浸三宿，漉出曬乾，擣羅爲末。每三斤柏葉末，入炒了黑豆黄末一斤，胡麻末一斤，三味相和令匀。每服三錢，以水調下，日三服。

神仙餌柏葉方：

柏葉二十斤，著甕中，以東流水浸，令相得，淹二十一日，漉出曝乾 鹽一升，炒令黑 小麥一斗，納前柏汁中浸之，至三日漉出，曝乾，復納汁中，又浸候汁盡即止，炒令香 鍊成猪脂二斤

右件藥，擣羅爲末，入猪脂擣匀，每服彈子大，温水調下，日三服。兼食此藥，旬日後可以絶穀，久服無病，可致神仙矣。

神仙餌柏葉，令肥白補益方：

側柏葉三斤，五月五日五方採 遠志二斤，去心 白茯苓一斤

右件藥，擣羅爲末，鍊蜜和丸，如梧桐子大，每服，以温温仙靈脾酒，下三十丸，日再服。並無所忌。神秘勿示非人。

神仙餌柏葉，令不飢渴耐寒暑方：

右柏葉三十斤，取近上者，但祇取葉，勿雜枝也，用不津器，納柏葉於中，以東流水漬之，使上有三寸許。以新盆覆上，泥封之，三七日出，陰乾，勿令塵入，乾小麥净揀取三升，黑豆三升，炒去皮，三味一處擣，細羅爲散，每服三錢，以水酒調下，並得空心及食前，久服萬病自消，冬不寒，夏不熱，駐顔不老，齒脱更生，耳目聰明，腸中充實，或食不食勿怪。

（《太平聖惠方》）

服柏葉方：

柏葉末，一斤四兩，取細枝上及向上側生者，每以孟月隨四時生氣方位採於背日處，倒垂陰乾 白茯苓去黑皮，十二兩 松葉末，一斤四兩，採新者長三分，剉擣，用清水三斗煮，取二斗絞去滓令净

右三味，先取松葉汁二斗，煮茯苓至三四升，撥去火，待冷漉出茯苓，研作粉，陰乾爲末。其餘汁用拌柏葉末，於樹陰下或高檐廡下攤陰乾。又和茯苓粉，擣羅爲末，以酥四兩拌匀，煉白蜜待冷和劑，更擣半日，分爲四五團，密器貯之，旋丸如梧桐子大。每服一百丸，加至二百丸。經一年，白髮盡黑，齒落更生，兼治百病，消皯黯，展面皺，長筋骨。勿食猪魚六畜肉、生葱韭蒜、陳敗腥臭黏滑米醋等。

（《聖濟總録》）

服食柏實法方

柏實方：

柏子仁二升，擣令細，淳酒四升漬，攪之和泥；下白蜜二升、棗膏三升，擣令可丸；入乾

地黄末、白术末各一升，攪和丸如梧子。日二服，每服三十丸。二十日萬病皆愈。

《備急千金要方》

凡採柏子，以八月，過此零落又喜蠹蟲，頓取之又易得也。當水中取沉者，八月取并房曝乾，末。服方寸匕，稍增至五合，或日一升半。欲絶穀，恣口取飽，渴飲水。

《千金翼方》

服柏實方：

柏實

右於八月合房取。乃曝令拆，其子自脱。用清水淘取沉者，控乾輕椎取仁，擣羅爲細末。每服二錢匕，酒調下。冬月温酒下，早晨日午近晚各一服，稍增至四五錢，若絶穀者，取飽爲度，渴即飲水，令人悦澤。

《聖濟總録》

太玄木精養精方：

生深山谷，高奇之狀，無人蹟處者，可採之柏木仁是也。和嫩葉杵三萬六千下，雜以水蜜，塞新筒中，以東流山泉煮之。并無苦味，惟甘辛異香耳。向日用水下一棗許。百日外不飢，精自秘，雖摇動不泄也。亦無寒暑，見鬼神，步及奔馬，精氣保守，百疾已驅。久久四肢生青毛，耳鼻赤色是也。

《太玄寶典》

食柏實秘方：

《列仙傳》：赤松子食柏實，齒落更生，行及奔馬。謹按，柏實性平而不寒不燥，味甘而補，辛而能潤，其氣清香，能透心腎，益脾胃，無惑乎爲仙家上品也。服食法：八月蓮房取實，曝收去殼，研末。每服二錢，温酒下，上日三服，渴即飲水，令人悦澤不老，延年益壽。一方加松子仁等分，以松脂和丸。一方加菊花等分蜜丸服。又方用柏子仁二斤，爲末，酒浸爲膏，棗肉三斤，白蜜、白术末、地黄末各一斤，擣勻，丸彈子大，每嚼一丸，一日三服，百日病愈，久服延年成仙。

《成仙秘方五十種》

服食杏仁法方

杏子方：

取杏子三斗，去其中兩仁者，作湯才沸三四沸，納杏子湯中有頃，手摩令皮去。熟治之，置瓮中待之，清其汁，計度得七八斗棄其滓。取一石釜置糠火上，以羊脂四斤摩釜中令膏盡。著釜，熱復摩之令盡四斤脂，納汁釜中，炊以糠火若蠶沙，四五日藥成，其色如金，狀如小兒，哺。服如鷄子黄，日三。服百日，父母不能識，令人顔色美好。

《太上靈寶》

夏姬杏金丹方：

杏子仁六斗，水研之，取一石八斗入釜中煮之。先以羊脂揩鐵釜，令三斤脂盡，即下杏

仁，以糠火煮之四十九日，乃取以榛子煎丸如大豆。日服一丸，三兩爲一劑。

《太上肘後玉經方》

杏仁酥，主萬病、除諸風虛勞冷方。取家杏仁，其味甜香。特忌用山杏仁。山杏仁慎勿用，大毒害人也。

家杏仁一石，去尖皮兩仁者，揀完全者，若微有缺壞，一顆不得用。微火炒，擣作細末，取美酒兩石，研杏仁，取汁一石五斗

右一味，以蜜一斗拌杏仁汁，煎極令濃與乳相似，納兩頂瓮中攪之，密封泥勿令泄氣，與上茯苓酥同法。三十日看之，酒上出酥也。接取酥納瓷器中封之，取酥下酒別封之。團其藥如梨大，置空屋中作閣安之，皆如飴餔狀，甚美，服之令人斷穀。

服杏仁法　主損心吐血，因即虛熱，心風健忘，無所記憶，不能食，食則嘔吐，身心戰掉，痿黃羸瘦，進服補藥，入腹嘔吐并盡。不服餘藥，還吐至死，乃得此方。服一劑即瘥，第二劑色即如初也。

杏仁一升，去尖皮及兩仁者，熬令色黃，末之　茯苓一斤，末之　人參五兩，末之　酥二斤　蜜一升半

右五味，納銅器中，微火煎。先下蜜，次下杏仁，次下酥，次下茯苓，次下人參，調令均和，則納於瓷器中。空肚服之一合，稍稍加之，以利爲度。日再服。忌魚肉。

《千金翼方》

杏仁酥，治萬病，及諸風濕勞冷方：

家杏仁一碩，揀完者，湯去皮尖雙仁，擣令爛。用好酒二碩，研濾，取汁一碩五斗，入蜜一斗五升，納兩碩甕中，攪令勻，封氣。三十日看之，酒上酥出，掠取納瓷器中貯之，取其酒滓，團如梨大，置空屋中，作格安之，候成飴餔狀，每日旦服一枚，以前酒下，其酒亦任性飲之。

《太平聖惠方》

張果先生服杏仁方：

杏仁安五臟，補筋骨，添血髓，益精神，强記明目，消痰癖，久服神仙。昔王子晉、丁令威服生杏仁，皆致神仙。蓋生者氣力全，熟則減半。又其性不與諸藥相妨，唯忌不淘者白粳米甜水粥，食之少有不安，須臾即可，若客行逢此粥，但放冷，任食少多無妨，按本草性溫平味苦。久即美，服之三年，更不覺苦，唯覺甘美，性不下氣，能去膈上熱，壯腰脚，服者當自知之。凡服去皮尖雙仁，取黃色者尤妙。每於平旦空腹，未漱口時，取生杏仁二七枚，口中退皮尖，熟嚼令津液半口嚥之。如行一里，任食諸食；如欲延年者，任食肉及葷辛；如欲升騰者，即不得食一切肉及葷辛，任蓄妻子，營養庸作。肉者易敗之物，所以無益於長生之道，仙家忌之。能斷諸肉，即仙道易成。或服生杏仁，一年百病自除，二年身輕目明，視徹千里。

李八伯杏金丹方：

取肥實杏仁五斗，以布袋盛，用井華水同浸三日，次入甑中，以帛復之，上布黃沙五寸，炊一日，去沙取出，又於粟中炊一日，又於小麥中炊一日，又於大麥中炊一日，壓取油五升澄清。用銀瓶一只，打如水瓶樣，入油在內，不得滿，又以銀圓葉，可瓶口大小蓋定，銷銀汁

灌固口縫，入於大釜中，煮七復時，常撥動看油結，打開取藥入器中，火消成汁，傾出放冷，其色如金，後入臼中，擣之堪丸，即丸如黄米大。空心旦暮酒下，或用津液下二十丸。久服保氣延年，變白，除萬病。

（《聖濟總録》）

服食蓮藕法方

蓮藕方：

凡一物。七月七日採藕華七分，八月八日採藕根八分，九月九日採藕實九分，治合藥畢矣。服方寸匕。藕實一名水芝丹，一名茄實，一名芡實，一名蓮花，一名芙蓉，其葉名荷，其小根名芋，大根名藕，其初根名茭，與鷄頭爲陰陽。以八月上戌取蓮裹實，九月上戌取鷄頭實，九月上午取藕各分等，陰乾百日治之。正月上卯平旦井華水服一方寸匕，日四五，後飯服之，百日止。主補中益氣力，養神不飢，除百病。久服輕身，延年不老神仙。鷄頭實一名雁實，一名天門精，一名天禹，一名曜味甘，治濕痹腰脊痛，補益氣，强志，耳目聰明，久服輕身不飢神仙也。

（《太上靈金五符序》）

《昌生易丙方》服蓮肉法：

用乾蓮肉一井，慢火炒毳，擣羅爲末；粉草四兩去皮，炙焦爲末，和匀。每日清晨調一匙服。

又方：

用蓮肉去皮心，茯苓去皮，擣細，水漾去筋，各以好酒拌蒸過，再擣細，煉蜜丸如彈子大。每服一丸，細嚼酒下，常服。

（《醫方類聚》）

服藕食莖法：

味甘平寒無毒，主補中養神，益氣力，除百病。久服，輕身耐老，不飢，延年。一名水莖。《丹藥性論》云：藕汁亦單用，味甘，能消淤血下散節，擣汁主口鼻吐血不止，并皆治之。又云：蓮子性寒，主五臟不足，傷中氣絶，利益十二經脉氣血。生食，微動氣，蒸食之，良。又，熟，去心爲末，臘蜜和丸。日服十丸，令人不飢。此方仙家用爾。陳藏器云：荷鼻味苦平，無毒，主安胎，去惡血，留好血。血痢，煮服之即止。荷葉并蒂及蓮房，主血脹腹痛，産後胎衣不下，酒煮服。又，食野菌毒，用水煮服。藕粉，水雪深處，曾製取粗者，洗净擣爛，布絞取汁，以密布再濾過，澄去上清水。如汁稠難澄，添水攪即成爲粉。服之，輕身延年。

（《遵生八箋》）

服食甘菊法方

服菊延年益壽，與天地相守不死方：

春三月甲寅日，日中時採更生；更生者，菊之始生苗也。夏三月丙寅、壬子日，日中時採周盈，周盈一云周成；周成者，菊之莖也。秋三月庚寅日，日晡時採日精；日精者，菊之花

也。常以十月戊寅日平旦時採神精；神精者，一曰神華，一曰神英者，菊之實也。無戊寅者壬子亦可用也。冬十一月、十二月壬寅日日入時採長生；長生者，菊之根也。一方云：十一月無壬寅，壬子亦可用也。都合五物，皆令陰乾，百日，各舍二分治合下篩。此上諸月或無應採之日，則用戊寅、戊子、戊辰、壬子日也。春加神精一分，更生二分；夏加周盈三分，長生二分；秋加神精一分、日精二分；冬加日精三分。常以成日合之，無用破、厄日合之也。一方亦不用執日，合藥神不行。當於密室中，擣丸用白松脂，如梧子。服七丸，日三，後飯。服之一年，百病皆去，耳聰目明，身輕益氣，增壽二年；服之二年，顏色澤好，氣力百倍，白髮復黑，齒落復生，增壽三年，山行不近蛇龍，鬼神不逢，兵刃不當，飛鳥不敢過其旁，增壽十三年；服之四年，通知神明，增壽卅年；服之五年，身生光明，目照晝夜，有光開梁，交節輕身，雖無翼，意欲飛行；服之六年，增壽三百歲；服之七年，神道欲成，增壽千歲；服之八年，目視千里，耳聞萬里，增壽二千年；服之九年，神成能爲金石，死後還生，增壽三千年，左有青龍，右有白虎，黃金爲車。

《醫心方》

神仙服菊花，延年不老方：

春三月甲寅日，日出時採葉；夏三月丙寅日，日出時採莖；秋三月庚寅日，日晡時採花；冬三月壬寅日，日暮時採根。其葉名更生，莖名固盈，花名月精，根名長生。又常十月戊寅日平旦時採精者，菊實也。即採得以上，皆令陽乾，揀擇令淨。取三分爲一劑。春更加長生半兩，固盈半兩，月精半兩，更生半兩。以成日擣羅爲末，破日煉蜜和丸，如梧桐子大。每日平旦，以水下三七丸，日暮再服。一年後，萬病除，身輕目明，益力增壽；二年內山行，諸虎狼蟲獸皆自避路，不敢相近；三年內興鬼神相通；五年內上知天文，日行千里。久而服之，天地同畢，爲真人矣。

神仙服菊，延年不老方：

菊花三斤　荏子三斤

右二味。常以九月九日辰時收採，陰乾，擣羅爲末，煉白松脂和丸，如梧桐子大。每服，以温酒下二十丸。日三服。令人長生。

神仙延年不老，餌菊花方：

白菊花一斤　白茯苓一斤

右擣羅爲末。每服三錢，以温酒調下，日三服。久服令人長生。

《太平聖惠方》

甘菊丸秘方：

方用甘菊，三月上寅日採苗，名曰玉英。六月上寅日採葉，名曰容成。九月上寅日採花，名曰金精。十二月上寅日採根莖，名曰長生。四種并陰乾，等分爲末，須用戌日合擣方可用也。每酒服三錢，或以蜜丸，梧子大。酒服七丸，一日三服。百日輕身潤澤，一年，髮白變黑，服之二年，齒落再生，五年八十老翁變爲兒童也。久服乃成仙也。

食菊花秘方：

《神仙傳》言，康風子、朱孺子皆以服菊花成仙，費長房言九月九日飲菊酒，可辟不祥。《荆州記》言：湖廣久病風羸，飲菊潭水多壽。菊之貴重如此，故鐘會贊菊五美云：圓花高懸，準天極也；純色不雜，後土色也；早植晚發，君子德也；冒露吐穎，象貞質也；杯中體輕，神仙食也。服食法：宜照太清靈寶方引，九月九日採白菊花二斤，茯苓一斤，并擣羅爲末。每服二錢，温酒調下，日三服。或以煉過松脂合丸，鷄子大，每服一丸。久服令人好顔色，長生不老也。

《成仙秘方五十種》

服食菖蒲法方

服菖蒲方：

二月八日採取肥實白色節間可容指者，多取陰乾去毛距，擇吉日擣篩百日，一兩爲一劑。以藥四分，蜜一分半，酥和如稠糜柔弱。令極匀，納瓷器中密封口，埋穀聚中一百日。欲服此藥須先服瀉藥。吐利訖，取王相日旦空肚服一兩，含而嚥之，有力能消，漸加至三二。服藥至辰巳間藥消訖，可食粳米乳糜。更不得吃飲食。若渴惟得少許熟湯。每日止一服藥一頓食。若直治病瘥止，若欲延年益壽求聰明益智者，宜須勤久服之。修合服食，須在静室中，勿喜出入及晝睡，一生須忌羊肉熟葵。又主癥癖咳逆上气痔漏病，最良。又令人膚體肥充，老者光澤，髮白更黑，面不皺，身輕目明，行疾如風。填骨髓，益精气。服一劑，壽百歲。

《千金翼方》

《大全本草》服菖蒲法：

菖蒲古方亦有單服者，採得緊小似魚鱗者，治擇一斤許，以水及米泔浸各一宿，又刮去皮，切暴乾，擣篩，以糯米粥和匀，更入熟蜜，搜丸梧子大，絺葛袋盛，置當風處令乾。每旦酒飲任下三十丸，臨卧更服二十丸，久久得效。

《醫方類聚》

太玄草通九竅方：

人有九竅，相通則爲真人，窒塞則爲下鬼。九竅不通，無以知好惡是非邪正。故真人之道，先度人通九竅，其藥乃神妙神功之草也。藥用菖蒲一寸九節者，末之，和以楮汁爲丸。每服酒下七丸，緑豆汁。百日外，立知有應，夜不寐不知倦，色流香味，皆易辨之。人所不達，已先達焉。

《太玄寶典》

太清經説神仙靈草菖蒲服食法：

用三月三日，四月四日，五月五日，六月六日，七月七日，八月八日，九月九日，十月十日，採之。須在清净石上水中生者，仍須南流水邊者佳，北流者不佳。採來洗净，細去根上毛鬚令盡，復以袋盛之，浸净水中，去濁汁。硬頭薄切，就好日色曝乾，杵羅爲細末。擇天德黄

道吉日合之。和法：用陳糯米水浸一宿，淘去米泔砂石，盆中研細末，火上煮成粥飲。將前蒲末和抻，須多手爲丸，免得乾燥難丸。丸如梧桐子大，曬乾，用盒收貯。初服十丸，一次嚼飯一口，和丸嚥下，後用酒下。便乞點心更佳，百無所忌。惟身體覺暖，用秦艽一二錢煎湯，待冷飲之，即定蓋以艽爲使也。服至一月，和脾消食；二月，冷疾盡除；百日後，百疾消滅。其功，鎮心益气，强志壯神，填髓補精，黑髮生齒。服至十年，皮膚細滑，面如桃花，精邪不干，永保長生度也。

《遵生八箋》

服食何首烏法方

神仙服何首烏延年法：

取何首烏根，一名桃柳藤，以銅竹刀薄切，米泔浸一宿，曝乾，木杵臼擣末，新瓷器盛之，忌鐵器。空心一錢，漸加二錢，酒服。治五痔腰膝之病，冷氣心痛，積年勞瘦，痰癖風虛，長筋骨，益精髓，壯气駐顔，黑髭延年，久服令人有子。有疾用茯苓湯下，忌猪羊血無鱗魚，二、四、六、八偶日服之良。河南祖能嗣，父子服此，俱得遐壽。此藥採其頭，獲九數者，服者乃仙。其中有形如鳥獸山嶽之狀珍也，掘得去皮，生吃得味甘甜。贊曰：神效助道，著在仙書，雌雄相交，夜合晝疏，服之去穀，日居月諸，返老還少，保安病軀。

神仙服餌何首烏丸：

何首烏一斤，米泔浸一宿　牛膝半斤

右用木甑中，以黑豆五升鋪底，入前二物，蒸豆熟爲度，日曝或焙乾末之，丸梧桐子大。溫酒下三五十丸，日二。久服永無風疾、氣疾，齒堅髭黑，皮膚細滑，行及奔馬。

《醫方類聚》

齊人服食方：

採何首烏，赤白各半，米泔水浸一宿，同黑豆飯鍋上蒸熟，曬乾，去豆爲末，或加茯苓三分之一，煉蜜爲丸，酒下一二錢。百日後，百疾皆除，長年、益壽、多子。忌食猪肉魚鱉、蘿卜。何首烏內，有生如鳥獸並山石形象，極大者，乃珍品也。

《遵生八箋》

食何首烏秘方：

春末、夏中、秋初時候晴明日，採其根，雌雄並用，乘濕以布帛拭去泥，生勿損皮。烈日曝乾，蜜器貯之，每月再曝。用時去皮爲末，酒服。或用何首烏雌雄各一斤，竹刀刮去皮，米泔浸一夜，切片。用黑豆三斗，每次用三升三合三勺，以水泡過，沙鍋內鋪豆一層，首烏一層，重重鋪盡，蒸之豆熟。取出豆，將何首烏曬乾，再以豆蒸。如此九蒸九曬，爲末酒服久久服之，可成地仙也。按首烏以產諸名山及深山者爲佳，煉時忌鐵器。

《成仙秘方五十種》

服食菟絲子法方

神仙餌菟絲子方：

菟絲子一斗，以酒一斗浸良久，漉出曝乾，又浸，令酒盡爲度

右件藥擣細羅爲散。每服二錢，以温酒調下。日三服。後喫三五匙水飯壓之，至三七日更加至三錢。服之令人光澤，唯服多甚好，三年後老變爲少。此藥治要日曝。去風冷，益顏色，久服延年，神秘勿示非道。

《太平聖惠方》

菟絲子丸方　明目進飲食，益精壯下元：

菟絲子一斤，酒浸三日，控乾擣細末　甘菊花去土擣細末

右二味，拌和令勻。煉白蜜爲丸，如梧桐子大。每日前晨至晚後食前，以温酒送下二十丸至三十丸。進食倍常，頻頻泄气，是藥之應。若諸般眼疾，黑花昏暗甚者，並宜服之。

《聖濟總録》

神仙服菟絲子益元陽法：

菟絲子一升，以酒豆浸良久，漉出，日乾，又浸令酒盡　丁香皮真者，三兩半，爲末　草豆蔻去皮，二兩半，爲末

右都入酒内没，春夏七日，秋冬半月，候日數足滿，取出，略於温湯内浴過，焙乾。不計時候，嚼下三五粒，同茶下，或酒下亦得。

《衛生易簡方》服菟絲子法：

用菟絲子一斤，酒浸十日，水淘，焙乾爲末，杜仲半斤，蜜炙黄，擣，以薯蕷末酒煮爲糊丸，如桐子大。空心酒服五十丸。

《醫方類聚》

食菟絲子秘方：

仙經云：服食菟絲子，亦可成地仙。單服法：以菟絲子一斗，酒一斗，浸，曝乾，再浸，又曝，令酒盡乃止。擣篩，每酒服二錢，日二服。此藥治腰膝去風，明目輕身，久服令人光澤，老變爲少。十日後，飲啖如湯沃雪，久久服之，乃成地仙。

《成仙秘方五十種》

服食槐子法方

又服食治病方：

以十月上巳日取槐子陰乾百日，擣去皮取子，著瓦器中盛之。欲從一日始日服一枚，十日服十枚，復從一始，滿十日更之如前法。欲治諸卒病，留飲宿食不消、胸中气滿轉下，下利，一服一合二合愈。多服無毒。若病人食少勿多服，令人大便剛難。

延年益壽方：

槐子熟者置牛腸中，陰乾百日，於後飯旦夕吞一枚。十日輕身，三十日髮白更黑，百日面有光，二百日奔馬不及其行。

《太上靈寶五符序》

神仙服槐子法：

服食山藥法方

山藥羹方：

山藥其味甘，氣温平無毒，南北州郡俱産，惟懷慶者爲佳，秋採曝乾，擣篩爲粉作羹，或和晚米煮粥食之。手足太陰二臟，大能治諸虚百損，五勞七傷，益氣力健脾胃，滋潤皮膚長肌肉，堅强筋骨，除寒熱煩燥邪氣，却頭面游風，眩暈羸瘦堪補，腫硬氣塊能消，開心孔聰明，夜夢遺精滑精，盗汗自汗，理脾止瀉，久服不飢不寒，延年耐老，壽算無窮。

服食龍眼法方

服龍眼法：

龍眼味甘，氣平無毒，古方歸脾湯中用之爲引者。因味甘能入脾，功與人參并奏，能養心血，安神益志，定魂魄，潤肌膚，美顔色，除忘却怔忡多，强魂聰明。常服輕身不老，駐顔延壽長精神，亦能諸毒去蟲瘴氣等疾。服食之法：每日於子午卯酉四時用之，擇極肥潤内厚緑色者佳，每一時用九枚，去外殼，不必去核。服時可正身端坐，面東或南，將心中萬緣放下。每用一枚放入口内，以舌如攪華池，細嚼將核去之，復將元肉細嚼如泥，滿口津生，將津分作三口，穀穀然嚥下重樓，以目力直送至中黄土釜，竅中之竅，此乃凝神入氣穴，乃得稱還丹。復又嚥送第二口，亦如前。口口如是以意送到。又用第二枚，亦如前細嚼，嚥送至竅中，有一個時辰功夫。每日四時，時時如是，將精氣神聚於此中不散，使精化氣、氣化神。久久行之，身輕體健，萬病不生，長生久視，此養生延年第一乘之術。術不遠，在身中。服龍眼，有大功，氣歸元海，壽算無窮也。

（《養生須知》）

服食五加法方

服五加法：

《金匱録》云：五加者，五行之精，五葉同本而外分。故名五者，如五家相邻，比之青霧染莖，稟東方之潤；白氣營節，資西方之津；赤色注花，含南方之暉；玄精入骨，承北方之液；黄煙熏皮，得戊己之澤。五種鎮生相感而成行之者陞仙。服之者，返嬰。魯宣公母單服其酒，以遂不死。

《太清經》云：取五加削之，令長一寸一升，取一斗，美酒漬之，十日成。温服勿令多也。令人耳目聰明，齒落更生，髮白更黑，身體輕强，顔色悦澤，治陰痿，婦人生産餘疾，令人多子。取五茄當取雄者，不用雌者也，雄者五葉，味甘；雌者三葉，味苦。

今按：一説云，夏用葉莖，冬用根皮，切一升，盛絹袋，以酒一斗漬，春秋七日、夏五日、冬十日，去滓，温服任意勿醉，禁死尸、産婦勿見也。日食五茄，不用黄金百庫也。

（《醫心方》）

服食桑椹法方

服桑椹法：

桑椹利五臟關節，通血氣，久服不飢。多收曬乾，擣末，蜜和爲丸。每日服六十丸，變白

不老。取黑椹一升，和蝌蚪一升，瓶盛，封閉，懸屋東頭，盡化爲泥，染白如漆。又取二七枚，和胡桃二枚，研如泥，拔去白髮，填孔中，即生黑髪。出《本草拾遺》

（《遵生八箋》）

服食蒺藜子法方

神仙服蒺藜子延年方：

蒺藜子三斗

右一味，不限州土，不問黑白，但取其堅實者，春去刺，浄簸採揀，蒸一炊久，曝乾，擣細羅爲散。每服，食後以酒或清水調下三錢，日再服。如覺冷，即每取附子五兩，炮裂去皮臍，擣羅爲散，與蒺藜末相和令勻，服之，亦佳。每服後，皆以三五匙飯壓之。此藥治一切風氣，野鷄痔惡瘡癬，男子陰汗疝氣，婦人發乳滯下，並主之。

神仙服蒺藜方：

蒺藜子一碩，常以七月八月熟時收取，曝乾

右先春去刺，然後擣羅爲末。每服二錢，以新汲水調下，日三服。勿令中絶，斷穀長生。服之一年以後，冬不寒，夏不熱；服之二年，老者復少，髮白再黑，齒落重生；服之三年，身輕延年。

（《太平聖惠方》）

服食萎蕤法方

服食萎蕤法：

常以二月九日，採葉切乾，治服方寸匕，日三。亦依黄精作餌法服之。導氣脉，强筋骨。治中風，跌筋結肉，去面皺，好顔色，久服延年。

（《遵生八箋》）

服萎蕤秘方：

昔華佗入山，見仙人服萎蕤，歸以告之樊阿，樊服之，壽乃百歲，輕身不老，故服食家多用之。兹録其食法如下：法於二月九日，採萎蕤根切碎一石，以水二石煮之，從旦至夕，以手擣爛，布囊榨取汁，熬稠其渣，曬爲末，同熬之可丸。丸如鷄頭子大，每服一丸，白湯下，日三服。此丸導氣脉，强筋骨，治中風濕毒，去面皺，潤顔色，久服延年，長壽神仙也。

（《成仙秘方五十種》）

服食党参法方

党参膏方：

此膏大補元气，開心益智，添精神，定惊悸，通血脉，破堅積，治虚勞内傷，身熱心煩，頭痛惡寒，懶言惡食，脉洪大而虚，或陽虚自汗，多夢紛紜，或气虚不能摄血，或瀉痢脾虚，久不能愈，一切清陽下陷，元气不足之症，皆能治之，效難盡述。每服三五錢，用白開水冲服。或合丸藥，或入煎劑，隨症加入皆可。黨參十六兩，當歸八兩，熟地八兩，升麻二兩。用水煎

透，煉蜜收膏。

服食黄耆法方

黄耆膏方：

此膏專主補中益气，調榮固衛，外止陽虛自汗，内托癰疽不起，四肢無力，气虛下陷，男子遺精便血，婦女崩漏帶下，痰嗽虛喘，形體羸弱。凡男婦老幼一切气虛不足之症，皆可常服。久服自然骨壯身强，添精益髓，虛症悉退，精神日增。或入煎劑，或用修合丸藥，或單用白開水冲服俱可。作黄耆使用，庶覺便捷。黄耆十六兩，用水煎透，煉蜜收膏。

《清宫秘方大全》

服食仙茅法方

仙茅味辛温有毒，主心腹冷氣，不能食；腰脚風冷，攣痹不能行；丈夫虛勞，老人失溺，無子，益陽道。久服通神强記，助筋骨，益肌膚，長精神，明目。一名獨茅根，一名茅瓜子，一名婆羅門參。《仙茅傳》云：十斤乳石，不及一斤仙茅。表其功力爾。生西域及大庾嶺，亦云忌鐵及牛乳。二月八月採根，其法於後。

仙茅十斤，剉如豆大，以水浸去赤汁，數數换水，水清即漉取曬乾

右擣羅爲末，鍊蜜和丸，如梧桐子大。每日空腹以温酒下十五圓，日晚再服。如本性熱人，飲下亦得。如能每日別取其末煎之爲湯，下丸極妙。如服後覺熱氣上衝，頭痛，以沙糖爲漿飲之，即定。兼濃煮甘草豆湯一盞服之，亦效。又取一分烏油麻仁，炒熟爲末，兼沙糖和之，爲丸服，即得力遲當不發矣。服後十數日，覺能食兼氣下，即效也。所服不限多少，唯多爲妙。若患冷氣人，不用水浸除赤汁，便切擣，依前和合。忌牛乳。其所忌牛乳者，只是減其藥力，亦無傷損。若煎湯，取散三錢，水五合，煎至四合。空腹頓服之，大佳。

服食商陸法方

神仙服商陸，延年通靈方：

商陸白者一百二十斤，切以竹差盛，懸於鬼門上，陰乾百日滿

右擣羅爲散，分爲十二分，每一分用好紙作袋盛之。每服五錢，以井華水調下，日二服。漸漸減食，經百日即見百里事，二百日即見五百里事及見地下伏藏，人間乃能飛空自在。神仙所秘。忌食犬肉。

神仙服商陸根方：

商陸根白者五十斤，端午日午時收，以皮囊盛於屋北懸之，百日陰乾

右擣細羅爲散。每服三錢，以水調下，日三服。不過三劑，鬼神來朝。久服，海神使鬼來持獻寶物，得受之也。忌食犬肉。

服食澤瀉法方

神仙服澤瀉，令人輕身健行不老方：

右取澤瀉，擣細羅爲散。日分服，六兩爲準，水調服之。百日身輕百倍，久服强壯不衰老而光澤，走及奔馬，遠遊無倦。

服食芍藥法方

神仙服芍藥絶穀方：

安期生云：鍊芍藥有二種，一者金芍藥，二者木芍藥。救病金芍藥，色白多脂肉，木芍藥色紫瘦多脉，若取審看，勿令差。鍊法。採得任多少，净刮去皮。先秤滿十五斤，次東流水四碩，煮百沸，出陰乾。停三日，然後於木甑蒸。上以净黄土覆，可一日夜熟。出陰乾，擣羅爲末。每服三錢，以麥飲或酒調服之，日三服。三百日能登山嶺，絶穀不飢。久服陞仙，辟兵神秘。

（《太平聖惠方》）

服食豨薟法

服豨薟法：

豨薟俗呼火炊草，春生苗葉，秋初有花，秋末結實，近世多有單服者，云甚益元气。蜀人服之法，五月五日，六月六日，九月九日採其葉，去根莖花實，净洗曝乾，入甑中，層層洒酒，與蜜蒸之，如此九過則已，气味極香美，熬擣篩，蜜丸服之，云治肝腎風氣，四肢麻痹，骨間疼，腰膝無力。亦能行大腸氣。張乖崖咏進表云：誰知至賤之中，乃有殊常之效，臣吃至百服，眼目精明，至千服，髭鬢烏黑，筋力較健，效驗多端。陳書林《經驗方》叙述甚詳，療諸疾患，各有湯使，今人採服，一就秋花成實後，和枝取用，洒酒蒸曝，杵臼中舂爲細末，煉蜜爲丸以服之。

（《經驗秘方》）

服食蕪菁子法方

服蕪菁子主百疾方：

蕪菁一斗四升　薤白十兩

右二味，煮蕪菁子曝乾，擣篩，切，薤白和蒸半日，下擣一千一百三十杵，捻作餅重八兩。欲絶穀，先食乃服，三日後食三餅以爲常式。盡更合食，勿使絶也。

（《千金翼方》）

神仙服蔓菁子法：

蔓菁子三斗，三度用水煮之，令苦味盡，曝乾。

右擣羅爲散。每服二錢，以水調下，日三服。若服絶穀者，減食增藥，則得絶穀不飢。久服轉老成少，百日後水灌不著身，諸病悉愈。

（《太平聖惠方》）

服食金櫻子法方

金櫻子煎方：

据《本草》云：其子气味酸澀平無毒，治脾瀉下痢，止小便利，澀精氣，久服令人耐寒輕身。時珍曰：無故而服之，以取快慾則不可；若精不固者，服之何咎之有。每服一匙，用暖酒空心調服。活血助顏，其功不可備述。金櫻子五斤，用水熬去渣，煉蜜收之。

（《清宮秘方大全》）

服食胡桃法方

《衛生易簡方》服胡桃法：

用胡桃煨熟，去殼膜，與破故紙等分爲末，煉蜜丸如桐子大，空心酒服三十丸，大補下元虚冷。

服食紫荷車法方

神仙服紫荷車休糧法：

取紫荷車，一名金錢草根，以竹刀刮去皮，切作骰子塊，麯裹如石蓮大，入瓷瓶，煮候藥浮，漉出凝冷，入新布袋，當風挂乾。每三丸，五更初，面東念咒，井花水下，連進三服，已試良驗。若要飲食，先以黑豆煎湯飲，次以藥丸煮稀白粥漸漸飲食。咒曰：乾，元亨利貞，二遍日月共吾并，吾今服藥願長生，三尸九蟲汝莫惊，服氣吞精仙骨成，急急如律令敕。又曰：天朗氣清金鷄鳴，吾今服藥欲長生，吾今不飢復不渴，須得神仙草自榮。又曰：青帝騎龍，何神不從，速來救護，使吾藥通，急急如律令敕。

（《醫方類聚》）

服食蓬虆法方

神仙服蓬虆，令人輕身健行不老方：

蓬虆一名覆盆，江南謂之苺子，味甘無毒。四月五月，候其實熟，採曝乾，擣細羅爲散。每服三錢，水調服之。安五臟，益精强志，倍力輕身不老，服之易顏色也。

服食百花法方

神仙餌百花法：

三月三日，五月五日，七月七日，九月九日，採百花陰乾，擣細羅爲散。每服二錢，以水調下，日二服。百日内身輕，面目光澤，三身通神，忽然興真人同位。如春採百草枝陰乾，擣末，酒下二錢。以水服之，亦得輕身長壽。一名草精也。

（《太平聖惠方》）

服食薔薇法方

神仙服薔薇根，令人輕身健行法：

右取薔薇根，不以多少，净洗曝乾，擣細羅爲散。每服三錢。食前，以水調下，日三服。延年輕身。若世人有中箭瘡，服之立愈。若箭全在體中，服之自出。

服食仙人菜法方

製仙人菜秘方：

仙人杖草，仙家以爲菜，作茹食令人堅盤骨，悦顔色，久服長生，身輕不老。謹按仙人杖有三物同名，一種是菜類，一種是枯死竹笋之黑色者，一種是枸杞，因枸杞一名仙人杖故也。仙人菜所用之仙人杖草，乃是菜類者，採得後或蒸食之，或腌食之。味甚甘美，服之多長生不老也。

（《成仙秘方五十種》）

服食粱米法方

青粱米方：

取青粱米一斗，淘沃之，漬以醇酒，三日，蒸之無令漏也，百蒸百露，無令見日，善密藏之韋囊中。即欲入山遠行，一餐之，足支十日不食，十日復一餐，足可四十九日不食，四十九日復一餐，可四百九十歲，爲一節。

《太上靈寶五符序》

青精先生䬾米飯方：

白粱米一石，南燭汁浸，九蒸九曝，乾，可三斗已上。每日服一匙飯，下一月後用半匙，兩月日後可三分之一。盡一劑，則腸化爲筋，風寒不能傷，鬚鬢如青絲，顔如冰玉。

《雲笈七籤》

服食粳米法方

粳米散方：

粳米一斗，酒三斗，凡二物漬之盡酒止，出稍食之，渴飲水，可三十日後盡，更作如前法。

服食稻米法方

稻米方：

取稻米熟淘沃百蒸之，乾擣，日一餐以水。三十日後日飲水一杯，可終身不食，日行三百里，得食便食。

《太上靈寶五符序》

服食黑豆法方

李守愚服黑豆法：

服黑豆，取黑豆緊小而圓者，侵晨以井花水呑二七粒，謂之五臟穀，到老視聽不衰。

《醫方類聚》

製黑豆法：

此豆色黑，與腎同位，專入腎經，能補精髓，助容顔，壯筋骨，聰耳明目，固齒烏鬚，延年益壽。治腰酸痛如神，陽痿遺精，諸虚百損并效。每日空心細嚼二三十粒，用白開水送下。久服百病不生，不拘男婦老少，皆可服之。故紙二兩，杜仲二兩，蒺藜二兩，核桃仁二兩，大茴香二兩，沙蒺藜二兩，石菖蒲五錢。先將藥煎汁去渣，入雄黑豆一升，青鹽一兩五錢，煮熟蒸曬九次用之。

《清宮秘方大全》

服食大麻子法方

神仙服大麻子，補益駐顔色，變鬢髮，延年不老方：

大麻子三升，酒浸一宿，九蒸九曝，去殼　崖蜜五升　牛膝煎三升　菟絲子五升，酒浸一宿，曬乾　地黄煎三升

右件藥，先擣菟絲子爲末。熬麻子令香，以柏木杵臼擣爲膏。即和前件藥等作團，納

入臼中，擣三十杵。不得見孝子及鷄犬，仍擇良日合之。每服一鷄子大，以温酒化破服之，三服。

服食楮實法方

服楮實可致神仙法：

楮實五斗，正赤時收，陰乾。右擣羅爲末。每服二錢，以凈水調下。日三服。令人耳目聰明，延年不老，神驗。宜久服之。

服食桃膠法

神仙餌桃膠法方：

桃膠二十斤，以絹袋盛納櫟木灰汁一石中煮三五沸，住火即出袋子高高懸，候冷即更煮之，如此三度即止，曝乾

右擣羅爲末，鍊蜜和丸，如梧桐子大。每日空心，以酒下二十丸。若欲斷穀，日三服。一百日內，百病愈，一年不食，氣力强盛。三百日夜視有光，暗室得明，身光如月，行及奔馬。若欲急力，乃加至三十丸，日四服。五百日三尸去。久服神仙矣。

服食生漆法方

神仙餌漆方：

好漆一斗　白蜜一斗　白米粉三斗

右件藥，都盛一銅甕子中，釜内湯上煮之。以桑薪燒之不着手，藥成。宿不食，旦服二兩，壽五百歲。服之一月，諸皆出去。

又方：

漆二升　蔓菁子末，三升　好酒一升　川大黄六兩，剉碎微炒，擣羅爲末

右件藥相和，微火煎令可丸，即丸如梧桐子大。每服食後，以水服三十丸。三十日諸蟲皆隨大腸下，五十日身光澤，一年行及馬。

服食乳香法方

神仙服乳香，入口不死法：

右取乳香上好者三斤，白蜜三升，於銀器或瓷器中合煎。如無好蜜，好酒亦得。以柳木篦數攪，令如餳。每日空心及晚食前，服一栗穀。袪風益顔色神效。

服食蜂房法方

神仙服蜂房丸法：

右常以九月十五日平旦時，取蜂窠完者蒸之，陰乾，百日，擣千杵，細羅。以鍊蜜和丸，如梧桐子大。每服三丸，以酒下，日三服。老人服之，顔如十五童子也。

（《太平聖惠方》）

二　神仙藥酒方

地黄酒方

地黄酒，治虚羸，益氣力，輕身明目，令人能食，久久服，去萬病，婦人服之更佳。

生地黄肥粗者，切一石五斗，於净木臼中擣，以生布絞取汁五斗 大麻子一斗，微炒爛擣 糯米一碩，揀擇，細擣 麯十斤細擣 杏仁一斗，去皮尖雙仁，炒黄，擣爲膏

右先以地黄汁五斗，入瓷浸麯，候發，炊米二斗作飯，冷暖如人體。取杏仁、麻子末各一升二合，拌和，酘麯汁中。待飯消，又炊米一斗，取杏仁、麻子各一升二合拌，一依前法酘之。如此凡八酘訖。待酒沸定，封泥二七日，即熟。取清，温服一盞，日再服。

地黄酒，補益變白方：

肥地黄一斗，杵擣碎 糯米五斗，熟炊 面麯五斤，擣碎

右二味相和，於盆中熟擣，納於不津甕中，密封，春夏三七日，秋冬五七日。日滿啓之，當中有一盞緑汁，是其精也，宜先酌飲之。餘以生布絞取，置器中任性飲之。續釀使其相接，不過三劑，髮黑。若以新牛膝擣絞，取汁三升，用拌饋，即變白更急矣。

地黄酒，大補益，令人不衰，髮不白方：

生地黄一斗，細切 糯米一斗，淘净

右相和炊熟，攤令絶冷，更和麵末二升，同入於七斗酒中，攪令相得，入於甕中。熱即歇頭，冷即蓋甕，甕有汗即拭之。候熟，壓漉。冬温夏冷，日飲三盃。

黄精酒方

黄精酒，主萬病，延年補養，髮白再黑，齒落更生方：

黄精四斤 天門冬三斤，去心 朮四斤 松葉六斤 枸杞根三五斤

右件藥，都剉，以水三碩，煮取汁一碩，浸麯十斤，炊米一碩，如常法釀酒。候熟，任飲之。忌桃李雀肉。

天門冬酒方

天門冬酒，補五臟六腑不調，亦令無病方：

天門冬三十斤，去心擣碎，以米二石煮取汁一石 糯米一石，净淘 細麯十斤，擣碎

右炊米熟，三味相拌，入甕，密封三七日，候熟，壓漉。冬温夏冷，日飲三盃。

天門冬酒，延年不老方：

淳酒一斗 細麯末，一斤 糯米一斗，淘净 天門冬煎五升，取天門冬去心皮，擣絞取汁，緩火煎如稀餳

右先以酒浸麯，候麯發熱，炊糯米爲飯，適寒温，將天門冬煎，都拌和令匀，入不津甕中，密封。秋夏一七日，數看，勿令熱過。春冬三七日，候熟，取酒。每服五合，日再服之。

枸杞酒方

枸杞酒，長筋骨，留容顔方：

枸杞根不生塚上者，净洗去蒼，三寸剉一碩，以水二碩，煮飯一碩，去滓，入小麥麯末十斤，候麯發即用牛糯米秫共一碩，净淘炊之令熟，攤冷暖得所即下後藥 桃仁三升，去皮尖，麩炒令微黄 大麻仁二升，炒令香熟 烏麻仁二升，炒令香，三味並擣碎

甘菊花十兩 生地黄一斗，切

右件藥，都擣熟，入上件麯米中，攪拌令匀，入於甕中，候發定，即泥甕頭。三七日令熟初開，先下桶取清，然後壓如常法。冬温夏冷，隨性飲之，不令至醉爲妙。

枸杞酒，除五臟邪氣，消渴風濕，下胸脅氣，利大小腸，填骨髓，長肌肉，治五勞七傷，利耳目，消積瘀，傷寒，瘴氣虛勞，呼吸短氣，及肺氣腫痺，並主之方：

米一碩，黍糯並得　細麴十斤，擣碎　生地黄一十斤，净洗細切　枸杞根二十斤，刮去浮皮，寸剉，以水二碩，漬三日，煮取汁一碩　豆豉二升，以枸杞湯煮取汁　秋麻子仁三升，微炒細研，以枸杞湯淋絞取汁

右以地黄一味，共米同蒸熟，候飯如人體温，以藥汁都和一處，入甕密蓋頭，經三七日即開。冬温夏冷，日可三盃。

神仙枸杞子酒，療虛羸黄瘦，不能食，服不過兩劑，必得肥充，無所禁斷方：

枸杞子五升，乾者碎擣　生地黄切，三升　大麻子五升，擣碎

右先蒸麻子令熟，攤去熱氣，入地黄、枸杞子相和得所，納生絹袋中，以無灰清酒五斗浸之，密封，春夏一七日，秋冬二七日。取服，多少任性。常令體中微有酒力醺醺爲妙。

枸杞根釀酒，治風冷虛勞方：

枸杞根切，一碩　鹿骨一具，打碎

右以水三碩，煎取汁一碩，去滓澄清，入糯米一碩，净淘炊熟。細麴十斤，擣碎，都和一處。入甕密封，三七日開。冬温夏冷，日飲三盃。

生枸杞子酒，主補虛，長肌肉，益顔色，肥健，能去勞熱方：

生枸杞子五斤

右以好酒三斗，搦勿碎，浸七日，漉去滓，飲之。初以三合爲始，後即任性飲之。

石斛酒方

石斛酒，主補虛勞，益氣力，除腰脚痹弱，利關節，堅筋骨，及頭面遊風方：

石斛四兩，去根　黄耆二兩　丹參二兩　杜仲去粗皮　牛膝去苗　人參去蘆頭　五味子　白茯苓　山茱萸　薯蕷　萆薢　防風去蘆頭　生薑以上各二兩　枸杞子三兩　天門冬三兩，去心　細辛　薏苡仁三兩

右都細剉，以生絹袋盛，用酒五斗於瓷甕中浸之，七日開。初温服三合，日再服，漸加至一盞爲度。

薯蕷酒方

薯蕷酒，治頭風眩，不能食，補益氣力方：

薯蕷八兩　防風十兩，去蘆頭　山茱萸八兩　人參六兩，去蘆頭　白朮八兩　五味子八兩　丹參六兩　生薑六兩

右都細剉，以生絹袋盛，用清酒三斗，入瓷甕中浸之，七日開。每度温飲一盞，日二盃爲定。

生薯藥酒，補虛損，益顔色方：

右將薯藥，於砂盆中爛研，然後刮下，於銚子中先以小酥炒一大匙令香，次旋添入酒一盞，煎攪令勻。空腹飲之佳。

菊花酒方

菊花酒，治八風十二痹，補虛損不足方：

菊花八兩 五加皮八兩 甘草四兩 生地黃一斤，切 秦艽四兩，去苗 枸杞根八兩 白朮八兩

右都擣令碎，以水三碩，煮至一碩，以糟牀壓取汁，用糯米一碩炊熟，細麴一斤擣碎，拌和令勻，入於甕中，密封三七日。取飲任性，不得過醉。

菊花酒，壯筋骨，補髓，延年益壽耐老方：

菊花五斤 生地黃五斤 枸杞根五斤

右三味，都擣碎，以水一碩，煮取汁五斗，炊糯米五斗，細麴碎，同拌令勻，入甕密封，候熟澄清。每溫飲一盞，日三盃。

菖蒲酒方

菖蒲酒，主大風十二痹，通血脉，調榮衛，治骨立萎黃，醫所不治者，服一劑，服經百日，顏色豐足，氣力倍常，耳目聰明，行及奔馬，髮白更黑，齒落再生，晝夜有光，延年益壽，久服得與神通。

菖蒲削治薄切曝乾，一斗，以生絹袋盛之

右以好酒一碩，入不津甕中，安藥囊在酒中，密封泥之。百日發視之，如綠葉色，復炊一斗秫米納酒中，復封四十日。便漉去滓，溫飲一盞。日三。其藥滓曝乾，擣細羅爲散，酒調一錢，服之尤妙。

松葉酒方

松葉浸酒，除一切風，攣跛躄，疼悶，手不上頭，腰背强直，兩脚痠疼，頑痹，不能久立，半身不隨，頭風，耳聾目暗，見風淚出，鼻不聞香臭，唇口生瘡，惡疰流轉，如錐刀所刺，皆悉主之。

松葉十斤 獨活十兩 麻黃十兩，去節

右都細剉，入生絹袋盛，以酒五斗，入甕密封漬之。春秋七日，冬十日，夏五日，候日足。每溫飲一小盞，日三。

松葉浸酒，去大風，治骨節疼痛方：

五粒松葉二十斤，剉碎凈洗漉乾 清酒一碩

右二味，都入於不津甕中，密封，七七日熟。量力飲之。

松脂松節酒方

松脂酒，治大風有驗方：

松脂三斤，鍊成者，擣羅爲末 糯米二斗 麯末，三斤

右炊米熟，放冷，以炊米湯三斗溫二物拌和，入不津甕中，封蓋候熟，即量性飲之妙。

松節酒，治百節風虛，脚痹疼痛方：

松節十斤，搥碎，以水一碩，煮取汁五斗，去滓 糯米五斗，炊熟 細麯五斤，擣碎

右三件，拌和，入甕密封，三七日開，取酒，可溫飲一盞，日三。

柏葉酒方

柏葉酒，治傳屍骨蒸，瘦病方：

柏葉二十斤，擣碎，以水一碩，煮取汁五斗　黍米一碩，净淘　細麴十斤，擣碎

右以柏葉汁，漬麴發動，即炊米熟，候冷拌和令勻，入甕密封，一七日開，壓取酒。日三度，量力飲之，以瘥爲度。

朮酒方

朮酒方：

朮三十斤，去黑皮

右净洗擣碎，以東流水三碩，於不津器中漬之，二十日壓漉去滓，以汁於甕中盛，夜間候流星過時，抄自己姓名，置在汁中。如是五夜，其汁當變如血，旋取汁以漬麴，如家醞法造酒。酒熟，任性飲之。十日萬病除，百日白髮再黑，齒落更生。面有光澤，久服延年不老。忌桃李雀肉。

烏麻子酒方

神仙烏麻酒，治虛勞，補五臟，久服延年不老方：

烏麻子五斤，微炒，擣碎。以酒二斗浸經宿，隨性飲之，盡即旋造。

烏麻酒，除風氣，令人充悅强壯方：

烏麻子投水中，掠去浮者，取一斗，九蒸九曝，炒令香，以木杵臼擣細，用疏生絹袋盛之，令極寬轉，即結袋頭，又以一細繩子接緊袋處，懸於甕中。下無灰酒五斗，以新盆覆甕，其盆底上鑽一小竅，引出袋繩頭，又緊於小橫木子上，以泥固縫，莫使洩氣。每日六七度引挽其繩，令藥汁入於酒中，滿七日藥成。乃開甕，舉袋瀝汁令盡。冬溫夏冷，隨性飲之，不令至醉。若以此酒浸石斛、丹參、牛膝、杜仲、石英、磁石等，補腰脚，尤善。未盡一劑，充悅倍常。亦無所忌。患風者宜用大麻子蒸熱炒香，擣入袋中，一準烏麻法作，大良矣。

五加皮酒方

五加皮酒，治風痹不仁，四肢攣急疼痛方：

五加皮細剉一升，以清酒一斗，漬十日。溫服一中盞，日三服。亦可與朮、地黃各二十斤，細剉，以水一碩五斗，煮取一碩，以漬細麴十斤，黍米一碩，净淘炊熟，都拌和入甕，蓋覆如法。候熟，任性飲之，不令至醉。

桃仁酒方

桃仁酒方：

桃仁一千二百枚，湯浸去皮尖雙仁　清酒三斗

右先擣桃仁令碎，納砂盆中細研，以少酒絞取汁，再研再絞，使桃仁盡即止，都納入小瓷甕中。置於釜內，以重湯煮，看色黃如稀餳，便出。每服一中盞，日二服。其味極美，女人服之更佳。令人光悅，下三蟲，益顏色，甚妙。

紫蘇子酒方

紫蘇子酒，治風，順氣，利膈，神效方：

紫蘇子一升，微炒 清酒一斗

右擣碎，以生絹袋盛，納於酒中，浸三宿。少少飲之。

丹參酒方

丹參酒，通九竅，神五臟，令人不病方：

丹參五斤 清酒五斗

右净洗，曝去水氣，寸切，以絹袋盛，納於酒中，浸三日。量力飲之。

鼠黏子酒方

鼠黏子酒，治一切風方：

鼠黏子一斗，以水淘去浮者，曝乾，擣碎，於净砂盆内，入無灰酒五升，研令極爛，即以絹羅濾取白汁。其滓再以酒五升研之，候濾白汁盡爲度，續入酒二斗，相和令匀，納不津器中，密封。春秋二七日，夏一七日，冬三七日，日足則開。每日平旦，以物攪起令濁，即取温服一小盞，次一小盞服訖，封之，勿使氣洩。良久方可飲食，晚間再服，主大風，手足癱緩，收舉不得，病重者，服盡兩碩即瘥。若初覺即急服，不過一二斗差。亦療瀝癧風，痛賊風，風痹頑麻，重者不過五斗瘥。腰脚疼痛，筋節急，重病後汗不留，四肢强直，服三斗瘥。或因熟食，體中如錐刺，口喎面戾，頭旋心悶，嘔吐，風在心臟，服三四斗瘥矣。

葡萄酒方

葡萄酒，駐顔，暖腰腎方：

乾葡萄末，一斤 細麯末，五斤 糯米五斗

右炊糯米令熟，候稍冷，入麯并葡萄末，攪令匀，入甕蓋覆，候熟。即時飲一盞。

五枝酒方

五枝酒，治中風，手足不遂，筋骨攣急方：

夜合枝 花桑枝 槐枝 柏枝 石榴枝以上並取東南嫩者，各半斤，剉 防風十兩，去蘆頭 羌活十兩 糯米五斗 小麥麯五斤，末 黑豆揀緊小者，二斗

右已上五枝，用水一碩，煎取三斗，去滓，澄濾浸米及豆，二宿。漉出蒸熟，後更於藥汁内入麯並防風、羌活等末，同攪和入甕，如法蓋覆。候酒熟時，飲一盞。常令醺醺，甚有大效。

天蓼木酒方

天蓼木酒，治膝，補五勞，祛風益氣方：

天蓼木十斤，剉 秫米一碩 細麯十斤，擣碎 黑豆二斗

右以水三碩，先煮天蓼木取汁一碩，去滓。其秫米、黑豆一處净淘，蒸熟放冷，以藥汁都拌和令匀，入不津甕中密封，三七日開。温飲一盞，日再爲良。

商陸酒方

商陸酒方：

商陸末，五斤，白色者 天門冬末，五斤 細麴十斤，擣碎 秫米一碩，净淘

右先炊米熟，放如人體温温，別煎熟水一碩，放冷，都拌和令匀，入不津甕中密封，釀六十日成。去滓，隨性飲之。五日食減，廿日腹滿絶穀。不復用食，尸蟲並去，瘢痕皆滅。此方出五符中，忌大肉。

三石浸酒方

三石浸酒，下治腎氣，補虛損方：

磁石八兩　白石英十兩，細研　陽起石六兩

右件藥，並擣碎，以水淘清後，用生絹袋盛。以酒一斗，浸經五日後，任意暖服，其酒旋取旋添，極妙。

（《太平聖惠方》）

百花如意酒方

此酒調和五臟六腑，清心明目，和顏悦色，潤肌膚，通利關竅，和暢百脉，遍體異香，永壽退齡，從服身輕體健，返老還童，神仙不老。

緑萼梅花千層半含苞者，取陰乾，四兩　朱砂紅梅花如上取法，五兩　白碧桃花取净瓣陰乾，二兩　玫瑰花取净瓣陰乾，六兩　野薔薇花取净瓣陰乾，二兩　腊梅花取馨口梅陰乾，二兩　丹桂花取净蕊，三兩，入酸黄梅醬水内泡一宿，撈起陰乾用　絳紅桃花取净瓣陰乾，二兩　黄桂花取净蕊，三兩，入梅醬水内泡一宿，取起陰乾　白玉蘭花取净瓣入梅醬水内泡一宿陰乾　紫玉蘭花取净瓣入梅醬水内泡一宿陰乾，取起各，二兩　白木香花如上取陰乾八兩　紅杏花取净瓣陰乾，三兩　黄菊花陰乾取净瓣，四兩　白菊花如上取陰乾，八兩　頭紅花買染坊店内者，八兩　秋海棠取净花三百朵未開者，

入梅醬水内一宿，取起陰乾　木瓜花取净花朵陰乾，四兩　白茉莉花一百朵入梅醬水内一宿，取起陰乾　孩兒菊取净花朵，二兩陰乾　白鳳仙花取净花朵陰乾，四兩　香圓花取净花朵陰乾，二兩　白蓮花鬚陰乾，二斛，紅花者不用　何首烏一斛洗净，同拌料豆擣泥　西府海棠花取净朵陰乾，二兩　馬料豆半升擇長顆者，洗净酒煮熟，同首烏入石臼内，擣成一家如泥聽用，長顆者爲雄，圓顆者爲雌，用雄不用雌

以上二十六味，各依炮製共和一處，再用惠山泉酒二十五斤，好頭燒酒五斤，三共入壇内，攪和匀，密封壇口，泡浸二十一日聽用。再用上熟糯米五斗，以河水泡浸一宿，次日淘洗極净，入甑内蒸熟，取起傾入缸内，如做白酒法，十日之外，待酒漿長足，再將前所泡之花酒，傾入白酒漿缸内，以木棍攪和匀，復將酒封好，過一七開壇取起榨出，復將糟花入缸内，再用泉酒三十斤，好燒酒五斤，共和攪匀，將壇封好過二七日，每五日以木棍攪和一次，至二七日取起，將酒榨出，共前酒和一處，澄清，匀裝二壇，將壇口封固，嚴密入重湯内，文武火煮三炷香，冷定取起，放净土地一七，退火毒聽用。每日早晚隨便飲數杯，不可過飲，男婦同飲，暢美非常。男從服神仙，女從服嬌艷可人，遍體異香，仙女臨凡境也。

百子長生酒方

此酒安五臟和六腑，補十二經絡，清心聰耳明目，悦容顏，潤肌膚，補腎起痿光陽道，保固真精暖丹田，广嗣延年益壽，其功不能盡述。

何首烏赤白各八兩，水洗極净听用　人參條八兩，咀片微炒　金櫻子新者打碎，去毛子極净，微炒，四兩　巨胜子去殼净，六兩，微炒黄色　冬青子取新者，酒洗烘乾　龍眼肉大肥者，緑色，取净肉，八兩　巨胜子净八兩，微炒香　梧桐子去

殼取净五百枚　朱紅桔去子釀取净皮四兩，微火烘乾　没石子取成對者打碎三兩，炒　白果肉去衣殼，二百枚　建蓮子二百枚去心，微炒黄色　枸杞子甘州者佳，六兩　杏仁水泡去皮尖，炒研，三兩　胡桃肉去殼，八兩，青鹽水拌，炒　松子肉去衣，六兩　棉花子去殼取肉，四兩　榛子肉取净肉，三兩，炒　訶子去核取净肉，三兩　菟絲子酒洗净炒，六兩　金橘子二百枚，去釀用皮　石蓮子去殼心炒，四兩　荔枝肉去殼核，六兩　沙苑蒺藜四兩，微炒　榧子肉一百枚，去殼　覆盆子酒炒打碎，四兩　大紅棗去殼，二百枚，取極肥大者　鷄頭子四兩，炒　遼五味子四兩，打碎　八大杏仁鹽水泡去皮尖，炒，五兩

以上三十味各製共和一處，入石臼内擣如泥，取起收貯听用。再用上好熟糯米五大斗，以河水泡過宿，次日淘洗極净，入甑内蒸熟取起，傾入缸内，如做白酒法，用白酒藥研末入飯缸内，和拌匀按結實，當中按一窩，再將前諸藥安窩内，將缸蓋好，過一七日，即有酒潮，再養三兩日，其酒漿來足，再入好三白泉酒十斤，好頭燒酒五斤，柳木棍攪匀，將缸封蓋，養三七日，每七日以棍攪和一次，俟二十一日足，取榨起出，將糟復入缸内，再入好三白泉酒二十五斤，好頭燒酒五斤，共和攪匀，將缸蓋好，封二七日，每五日以棍攪和一次，候十四日足，取榨起出，將此酒同前共一處封好，復將糟入缸，再入好泉酒二十斤，燒酒五斤，供和攪匀，蓋封二七日足，取起榨出，將前後三酒共和一處澄清，匀裝作二壇，封固嚴密入重湯内，文武火煮三炷香，冷定取起，放净土地，七日退火毒听用。此酒愈陳愈妙。每日三時，隨意各飲數杯，不可過醉，人有神效。

（《養生須知》）